全国中医药专业技术资格考试
中药专业（初级师）押题秘卷

全国中医药专业技术资格考试命题研究组　编

中国中医药出版社
·北　京·

图书在版编目（CIP）数据

全国中医药专业技术资格考试中药专业（初级师）押题秘卷/全国中医药专业技术资格考试命题研究组编 . —北京：中国中医药出版社，2020.1

ISBN 978 - 7 - 5132 - 5808 - 1

Ⅰ.①全… Ⅱ.①全… Ⅲ.①中药学 - 资格考试 - 习题集 Ⅳ.①R28 - 44

中国版本图书馆 CIP 数据核字（2019）第 231365 号

中国中医药出版社出版

北京经济技术开发区科创十三街 31 号院二区 8 号楼

邮政编码 100176

传真 010 - 64405750

山东临沂新华印刷物流集团有限责任公司印刷

各地新华书店经销

开本 787 × 1092 1/16 印张 7.75 字数 193 千字

2020 年 1 月第 1 版 2020 年 1 月第 1 次印刷

书号 ISBN 978 - 7 - 5132 - 5808 - 1

定价 39.00 元

网址 www.cptcm.com

答 疑 热 线 010 - 86464504

购 书 热 线 010 - 89535836

维 权 打 假 010 - 64405753

微信服务号 zgzyycbs

微商城网址 https://kdt.im/LIdUGr

官 方 微 博 http://e.weibo.com/cptcm

天猫旗舰店网址 https://zgzyycbs.tmall.com

如有印装质量问题请与本社出版部联系（010 - 64405510）

使用说明

　　为进一步贯彻人力资源和社会保障部、国家卫生健康委员会及国家中医药管理局关于全国卫生专业技术资格考试的有关精神，进一步落实中医药专业技术资格考试的目标要求，国家中医药管理局人事教育司委托国家中医药管理局中医师资格认证中心颁布了最新版《全国中医药专业技术资格考试大纲》。

　　为了配合新大纲的实施，帮助考生顺利通过考试，我们组织高等中医药院校相关学科的优秀教师团队，依据新大纲编写了相应的《全国中医药专业技术资格考试通关系列丛书》。

　　本书含3套标准试卷，按照最新版大纲的要求编写，根据历年真卷筛选出易考易错题，通过对历年真卷考点分布的严格测算进行设计，力求让考生感受最真实的全国中医药专业技术资格考试命题环境，使考生在备考时和临考前能够全面了解自身对知识的掌握情况，做到查缺补漏、有的放矢。同时供考生考前自测，通过练习熟悉考试形式、掌握考试节奏、适应考试题量、巩固薄弱环节，确保考试顺利通过。

目　录

■ 中药专业（初级师）押题秘卷（一）（共38页）

■ 中药专业（初级师）押题秘卷（二）（共38页）

■ 中药专业（初级师）押题秘卷（三）（共38页）

全国中医药专业技术资格考试

中药专业（初级师）押题秘卷（一）

考试日期： 年 月 日

考试时间：9：00—11：30

考生姓名：＿＿＿＿＿＿＿

准考证号：＿＿＿＿＿＿＿

考 点：＿＿＿＿＿＿＿

考 场 号：＿＿＿＿＿＿＿

一、A 型题 （单句型最佳选择题）

答题说明

以下每一道考题下面有 A、B、C、D、E 五个备选答案。请从中选择一个最佳答案。

1. 确定归经学说的理论基础是
   A. 阴阳学说
   B. 药性理论
   C. 药味理论
   D. 五行学说
   E. 脏腑经络理论

2. 下列配伍关系中,性能功效相类似的药物配合应用,可增强原有疗效的是
   A. 相使
   B. 相须
   C. 相反
   D. 相杀
   E. 相恶

3. 不属妊娠绝对禁用的中药是
   A. 麝香
   B. 水蛭
   C. 半夏
   D. 三棱
   E. 斑蝥

4. 风寒湿邪袭表而致肢体酸痛,尤以上半身疼痛更甚者宜首选
   A. 防风
   B. 羌活
   C. 独活
   D. 桂枝
   E. 藁本

5. 阴虚火旺、肺肾阴虚所致盗汗、骨蒸潮热、心烦等证,首选的药组是
   A. 天花粉、沙参
   B. 石膏、知母

   C. 黄柏、知母
   D. 黄芩、地骨皮
   E. 牡丹皮、桑白皮

6. 水肿胀满,大便秘结,小便不利,首选的药物是
   A. 大黄
   B. 牵牛子
   C. 番泻叶
   D. 巴豆
   E. 芒硝

7. 既能治疗风湿痹痛,又能治疗诸骨鲠咽的药物是
   A. 桑寄生
   B. 五加皮
   C. 木瓜
   D. 羌活
   E. 威灵仙

8. 具有化湿解暑功效的药物是
   A. 苍术
   B. 佩兰
   C. 豆蔻
   D. 砂仁
   E. 草豆蔻

9. 虎杖具有的功效是
   A. 活血调经,清热利湿,解毒消疮,化痰平喘
   B. 活血止血,清热解毒,利湿退黄,化痰止咳
   C. 活血定痛,清热利湿,解毒通便,化痰止咳
   D. 活血通络,祛湿退黄,清热解毒,利尿通便
   E. 活血消癥,利湿退肿,解毒疗疮,化痰通便

10. 亡阳兼气脱证,首选的药对是
    A. 附子、桂枝
    B. 附子、干姜
    C. 附子、高良姜
    D. 附子、人参
    E. 肉桂、吴茱萸

11. 功用与枳实相同,但作用较缓和,以行气宽中除胀为主的药物是
    A. 佛手
    B. 枳壳
    C. 木香
    D. 陈皮
    E. 香橼

12. 有消食健胃、涩精止遗功效的药物是
    A. 麦芽
    B. 山楂
    C. 鸡内金
    D. 谷芽
    E. 莱菔子

13. 内服均能杀虫,外用可治疗疥癣的药物为
    A. 芜荑与雷丸
    B. 南瓜子与雷丸
    C. 苦楝皮与芜荑
    D. 榧子与仙鹤草
    E. 苦楝皮与槟榔

14. 下列药组中,治疗筋骨折伤应首选
    A. 鸡血藤、牛膝、丹参
    B. 川芎、红花、桃仁
    C. 土鳖虫、骨碎补、自然铜
    D. 泽兰、益母草、赤芍
    E. 赭石、儿茶、血竭

15. 下列药组中,有活血止痛、消肿生肌功效的是
    A. 鸡血藤、儿茶

B. 川芎、延胡索
C. 乳香、没药
D. 牛膝、自然铜
E. 土鳖虫、骨碎补

16. 治血瘀气滞诸痛,常以延胡索配
    A. 川楝子
    B. 香附
    C. 青皮
    D. 枳实
    E. 柴胡

17. 治中风口眼㖞斜,最宜选用
    A. 蝉蜕
    B. 天南星
    C. 白芥子
    D. 白附子
    E. 胖大海

18. 不属于桔梗主治病证的是
    A. 痰证
    B. 眩晕
    C. 咽喉失音
    D. 肺痈吐脓
    E. 便秘

19. 下列药物中,有镇惊安神、利尿通淋功效的是
    A. 莲子
    B. 琥珀
    C. 鳖甲
    D. 远志
    E. 朱砂

20. 既平肝潜阳,又清肝明目的药是
    A. 夏枯草
    B. 赭石
    C. 珍珠母
    D. 青葙子

E. 车前子

21. 石菖蒲长于治疗的痢疾类型是
    A. 暑痢
    B. 噤口痢
    C. 疫痢
    D. 奇恒痢
    E. 五色痢

22. 下列药物中,有补气升阳举陷、利尿功效的是
    A. 白术
    B. 黄精
    C. 天冬
    D. 黄芪
    E. 甘草

23. 既补肾壮阳,又纳气平喘的药是
    A. 益智仁
    B. 补骨脂
    C. 胡芦巴
    D. 菟丝子
    E. 沙苑子

24. 下列各项,不具有止呕功效的是
    A. 半夏
    B. 藿香
    C. 佩兰
    D. 豆蔻
    E. 竹茹

25. 外用解毒杀虫疗疮,内服补火助阳通便的药物是
    A. 雄黄
    B. 肉苁蓉
    C. 硫黄
    D. 白矾
    E. 蛇床子

26. 拔毒化腐生肌药多含砷、汞、铅等元素,多具剧烈毒性或强大刺激性,使用方法中错误的是
    A. 外用不可过量和过久应用
    B. 有些药不宜用于头面及黏膜上
    C. 应该视病情确定用法
    D. 不可口服
    E. 应该严格控制剂量和用法

27. 具有温肾阳、温脾阳、温通血脉、引火归原功效的药物是
    A. 附子
    B. 干姜
    C. 肉桂
    D. 桂枝
    E. 吴茱萸

28. 乳香、没药气浊味苦,过量内服可致
    A. 恶心
    B. 泄泻
    C. 腹痛
    D. 呕吐
    E. 眩晕

29. 属于紫菀与款冬花共同功效的是
    A. 宣肺平喘
    B. 润肺化痰止咳
    C. 燥湿化痰
    D. 温肺化痰
    E. 清热化痰

30. 治疗风湿痹证、妊娠胎漏下血、胎动不安,应首选的药物是
    A. 五加皮
    B. 桑寄生
    C. 防己
    D. 秦艽
    E. 独活

31.《神农本草经》谓"安五脏,和心志,令人欢乐无忧"的药物是
  A. 郁金
  B. 香附
  C. 合欢皮
  D. 玫瑰花
  E. 绿萼梅

32. 具有息风止痉、平抑肝阳、祛风通络功效的药物是
  A. 夏枯草
  B. 僵蚕
  C. 天麻
  D. 决明子
  E. 代赭石

33. 凉血与收敛止血药使用注意事项是
  A. 出血兼有瘀滞者不宜单独使用
  B. 脾胃虚弱、消化不良等不宜使用
  C. 气阴不足者慎用
  D. 阴虚火旺、津血亏虚者忌用
  E. 气虚下陷者忌用

34. 炮姜的用法禁忌,正确的是
  A. 孕妇忌用
  B. 孕妇慎用
  C. 脾胃虚寒者慎用
  D. 热证火旺之出血证忌用
  E. 阳虚畏寒者慎用

35. 治疗实热积滞、燥结难下,首选的药物是
  A. 通草
  B. 巴豆
  C. 芒硝
  D. 商陆
  E. 火麻仁

36. 由逍遥散化裁为黑逍遥散属于
  A. 药味加减的变化
  B. 剂型更换的变化
  C. 药量增减的变化
  D. 药味加减与剂型更换变化的联合运用
  E. 药味加减与药量增减变化的联合运用

37. 下列各项不属于和法范畴的是
  A. 调和营卫
  B. 分消上下
  C. 疏肝和胃
  D. 透达膜原
  E. 消食和胃

38. 柴葛解肌汤的组成药物除柴胡、葛根外,其余的是
  A. 紫苏、白芷、黄芩、芍药、桔梗、甘草
  B. 桂枝、独活、白芷、黄芩、芦根、甘草
  C. 防风、桂枝、荆芥、芍药、桔梗、甘草
  D. 白芷、防风、羌活、芍药、淡竹叶、甘草
  E. 羌活、白芷、黄芩、芍药、桔梗、甘草

39. 体现了"通因通用"治疗法则的方剂是
  A. 小柴胡汤
  B. 白虎汤
  C. 玉女煎
  D. 芍药汤
  E. 凉膈散

40. 小柴胡汤证的发热特征是
  A. 身热夜甚
  B. 入暮潮热
  C. 往来寒热
  D. 日晡潮热
  E. 夜热早凉

41. 治疗暑热气津两伤证的方剂是
  A. 六一散
  B. 香薷散
  C. 清络饮
  D. 桂苓甘露散

E. 清暑益气汤

42. 吴茱萸汤和理中丸两方组成中均含有的药
物是
A. 人参
B. 干姜
C. 大枣
D. 白术
E. 吴茱萸

43. 下列各项,不属于肾气丸主治证的是
A. 水肿
B. 消渴
C. 痰饮
D. 脚气
E. 寒痹

44. 真人养脏汤中配伍诃子的用意是
A. 涩肠止泻
B. 下气消胀
C. 下气消痰
D. 清肺利咽
E. 敛肺止咳

45. 天王补心丹的君药是
A. 柏子仁
B. 生地黄
C. 酸枣仁
D. 当归
E. 朱砂

46. 苏合香丸中有防止辛香走窜作用的药物是
A. 诃子
B. 芡实
C. 莲子肉
D. 乌梅
E. 山萸肉

47. 半夏厚朴汤的主要功效是

A. 行气散结,降逆化痰
B. 行气散结,降逆止呕
C. 行气散结,化痰止咳
D. 行气散结,宽胸利膈
E. 行气散结,止咳平喘

48. 主治血热妄行之上部出血的方剂是
A. 清营汤
B. 失笑散
C. 咳血方
D. 十灰散
E. 小蓟饮子

49. 同时包含桑叶、菊花两味药的方剂是
A. 桑杏汤
B. 银翘散
C. 天麻钩藤饮
D. 羚角钩藤汤
E. 仙方活命饮

50. 症见喉间起白如腐,不易拭去,咽喉肿痛,
鼻干唇燥,脉数者,宜选用
A. 麦门冬汤
B. 玉液汤
C. 养阴清肺汤
D. 沙参麦冬汤
E. 琼玉膏

51. 平胃散与藿香正气散两方组成中均含有的
药物是
A. 苍术、白术、甘草
B. 厚朴、陈皮、藿香
C. 白术、伏苓、甘草
D. 陈皮、厚朴、甘草
E. 苍术、厚朴、甘草

52. 八正散的功用是
A. 清热化湿,理气和中
B. 利湿化浊,清热解毒

C. 清热凉血,利水通淋

D. 清热泻火,利水通淋

E. 利湿清热,疏风止痛

53. 贝母瓜蒌散的组成不包括

A. 花粉

B. 茯苓

C. 半夏

D. 橘红

E. 桔梗

54. 下列情况中,消食剂一般不用于

A. 脘腹胀痛

B. 嗳腐吞酸

C. 恶食呕逆

D. 腹痛泄泻

E. 腹痛便秘

55. 保和丸中配伍连翘的用意是

A. 清热泻火

B. 解毒透邪

C. 消痈散结

D. 清热解毒

E. 散结清热

56. 乌梅丸的主要功效是

A. 温脏清腑

B. 平调寒热

C. 缓急止痛

D. 温脏安蛔

E. 驱蛔消疳

57. 二陈汤和温胆汤共有的药物中不包括

A. 生姜

B. 竹茹

C. 半夏

D. 炙甘草

E. 白茯苓

58. 小蓟饮子的主治病证是

A. 热结下焦之血淋、尿血

B. 血热妄行之上部出血

C. 热毒炽盛血分之尿血

D. 下焦蓄血证

E. 肠风下血证

59. 具有宣肺降气、清热化痰功用的方剂是

A. 定喘汤

B. 桑杏汤

C. 苏子降气汤

D. 贝母瓜蒌散

E. 麻黄杏仁甘草石膏汤

60. 不属于四逆汤证临床表现的是

A. 呕吐不渴

B. 神衰欲寐

C. 舌淡苔白滑

D. 腹痛下利

E. 脉弦有力

二、B 型题 (标准配伍题)

答题说明

以下提供若干组考题,每组考题共用在考题前列出的 A、B、C、D、E 五个备选答案。请从中选择一个与问题关系最密切的答案。某个备选答案可能被选择一次、多次或不被选择。

(61~62 题共用备选答案)

A. 既能发汗解表,又能利水消肿

B. 既能发散风寒,又能胜湿止痛

C. 既能发散风寒,又能消肿排脓

D. 既能发散风寒,又能宣通鼻窍

E. 既能发散风寒,又能和中止呕

61. 防风、羌活均具有的功效是

62. 麻黄、香薷均具有的功效是

（63～64 题共用备选答案）

A. 黄芩

B. 黄柏

C. 黄连

D. 龙胆

E. 苦参

63. 治疗肺热咳嗽,首选的药物是

64. 治疗胃热呕吐,首选的药物是

（65～66 题共用备选答案）

A. 泻下力强

B. 泻下力缓

C. 偏于活血

D. 清上焦火热

E. 善止血

65. 生大黄功效偏于

66. 大黄炭功效偏于

（67～68 题共用备选答案）

A. 独活、川乌、防己

B. 防己、络石藤、蕲蛇

C. 川乌、独活、威灵仙、松节

D. 防己、络石藤、穿山龙

E. 防己、秦艽、桑枝、豨莶草

67. 善治风寒湿痹的药物是

68. 善治风湿热痹的药物是

（69～70 题共用备选答案）

A. 砂仁

B. 厚朴

C. 藿香

D. 苍术

E. 草果

69. 有燥湿消痰、下气除满功效,为消除胀满要药的是

70. 有燥湿健脾、祛风散寒功效的药物是

（71～72 题共用备选答案）

A. 茯苓

B. 猪苓

C. 车前子

D. 木通

E. 滑石

71. 能利水渗湿、健脾宁心的药物是

72. 能利水渗湿消肿的药物是

（73～74 题共用备选答案）

A. 猪苓

B. 石韦

C. 萆薢

D. 金钱草

E. 灯心草

73. 治疗石淋,首选的药物是

74. 治疗血淋,首选的药物是

（75～76 题共用备选答案）

A. 干姜

B. 附子

C. 肉桂

D. 丁香

E. 吴茱萸

75. 寒饮咳喘,痰多清稀,宜选用的药物是

76. 寒凝瘀滞经闭、痛经,宜选用的药物是

（77～78 题共用备选答案）

A. 寒痹证

B. 阳虚证

C. 寒痹证、阳虚证

D. 热痹证

E. 阴虚火旺证

77. 川乌的主治病证是

78. 附子的主治病证是

（79～80 题共用备选答案）

A. 疏肝破气,消积化滞

B. 破气散结,疏肝行滞

C.破气除痞,化痰消积

D.疏肝破气,化痰除痞

E.疏肝破气,散结消痞

79.青皮具有的功效是

80.枳实具有的功效是

(81~82题共用备选答案)

A.大腹皮

B.柿蒂

C.枳壳

D.香附

E.薤白

81.善于疏肝理气、调经止痛的药物是

82.善于通阳散结、行气导滞的药物是

(83~84题共用备选答案)

A.山楂

B.谷芽

C.莱菔子

D.麦芽

E.鸡内金

83.食积兼肝郁气滞,首选的药物是

84.食积兼瘀血痛经,首选的药物是

(85~86题共用备选答案)

A.红花、桃仁

B.丹参、郁金

C.益母草、泽兰

D.凌霄花、血竭

E.刘寄奴、泽兰

85.有凉血活血作用,可治疗血热瘀滞证的药组是

86.有活血、利水作用,可治疗血瘀经闭、小便不利的药组是

(87~88题共用备选答案)

A.活血行气,祛风止痛

B.活血止痛,行气解郁,清心凉血,利胆退黄

C.活血行气,止痛,消肿生肌

D.活血调经,祛瘀止痛,凉血消痈,除烦安神

E.活血止痛,消肿生肌

87.乳香具有的功效是

88.没药具有的功效是

(89~90题共用备选答案)

A.血竭

B.水蛭

C.土鳖虫

D.穿山甲

E.斑蝥

89.性寒,善逐瘀消癥接骨的药物是

90.性寒,善通经下乳的药物是

(91~92题共用备选答案)

A.先下

B.后下

C.烊化

D.另煎

E.包煎

91.人参的煎服方法是

92.阿胶的煎服方法是

(93~94题共用备选答案)

A.太子参

B.白术

C.山药

D.人参

E.甘草

93.治疗脾虚水肿,首选的药物是

94.治疗心气虚、脉结代,首选的药物是

(95~96题共用备选答案)

A.清骨散

B.犀角地黄汤

C.清营汤

D.青蒿鳖甲汤

E. 当归六黄汤

95. 清虚热、退骨蒸的方剂是

96. 养阴透热的方剂是

(97~98 题共用备选答案)

A. 茯苓、黄芪

B. 人参、远志

C. 白术、当归

D. 升麻、柴胡

E. 黄芩、陈皮

97. 补中益气汤与归脾汤组成中均含有的药物是

98. 补中益气汤与普济消毒饮组成中均含有的药物是

(99~100 题共用备选答案)

A. 芍药汤

B. 四神丸

C. 白头翁汤

D. 痛泻要方

E. 参苓白术散

99. 脾虚肝旺之腹泻者,治宜选用

100. 脾虚湿盛之腹泻者,治宜选用

一、A 型题 (单句型最佳选择题)

答题说明

以下每一道考题下面有 A、B、C、D、E 五个备选答案。请从中选择一个最佳答案。

1. "恶心、呕吐"是指
   A. 证候
   B. 体征
   C. 症状
   D. 病
   E. 状态

2. "病"的概念是
   A. 疾病某一阶段的病理概括
   B. 疾病过程的症状
   C. 疾病过程中的症状和体征
   D. 疾病过程中的体征
   E. 疾病总过程的病理概括

3. "阳胜则阴病"指的是
   A. 阴盛格阳,使得虚阳外越
   B. 阳气亢盛,消灼人体阴液
   C. 阳气不足,导致阴气偏胜
   D. 阴损及阳,导致阴阳两虚
   E. 阴寒过盛,导致阳气损伤

4. 人类昼寤夜寐的生活规律,反映的是
   A. 辨证论治
   B. 同病异治
   C. 人体是一个有机整体
   D. 人与自然环境的统一性
   E. 人与社会环境的统一性

5. 五行相克的关系中,怒"所胜"的情志是
   A. 喜
   B. 思
   C. 悲
   D. 恐
   E. 惊

6. 下列属"相侮"传变的是
   A. 心病及肝
   B. 心病及肺
   C. 心病及脾
   D. 心病及肾
   E. 肾病及心

7. 被称为"骨之余"的是
   A. 髓
   B. 齿
   C. 爪
   D. 筋
   E. 脑

8. 下列各项中,可以用来解释"吐下之余,定无完气"的是
   A. 气随血脱
   B. 气随津脱
   C. 血和津液
   D. 气和脏腑
   E. 气能生津

9. 称为"血海"的经脉是
   A. 冲脉
   B. 带脉
   C. 督脉
   D. 任脉
   E. 阴维脉

10. 常引起心烦、失眠、狂躁、妄动等症状的邪气是
    A. 风邪
    B. 寒邪
    C. 燥邪

D.湿邪

E.火邪

11.下列关于寒凉药对植物神经系统功能影响的叙述,错误的是
   A.心率减慢
   B.尿中儿茶酚胺排出量减少
   C.血浆中和肾上腺内多巴胺 β－羟化酶活性降低
   D.尿中17－羟皮质类固醇排出量增多
   E.耗氧量降低

12.长期给药可使中枢 NA 和 DA 含量增加的中药是
   A.附子
   B.黄连
   C.石膏
   D.知母
   E.黄芩

13.葛根素可以阻断的受体是
   A.α 受体
   B.β 受体
   C.M 受体
   D.N 受体
   E.H 受体

14.麻黄所含成分中,利尿作用最明显的是
   A.麻黄挥发油
   B.麻黄碱
   C.麻黄多糖
   D.D－伪麻黄碱
   E.萜品烯醇

15.黄芩抗炎作用的主要环节是
   A.抑制花生四烯酸代谢
   B.抑制炎性介质生成和释放
   C.对抗组胺
   D.抑制炎症反应早期

E.抑制炎症反应晚期

16.大黄保护胃黏膜作用机理是
   A.直接中和胃酸
   B.抑制细胞坏死因子的产生
   C.促进胃黏膜 PGE 生成
   D.抑制抗体生成
   E.抑制胃黏膜 PGE 生成

17.大黄泻下的作用部位是
   A.大肠、小肠
   B.小肠
   C.胃
   D.大肠
   E.胃、大肠、小肠

18.具有抗生育作用的祛风湿药是
   A.秦艽
   B.黄芩
   C.雷公藤
   D.防己
   E.防风

19.可用于早孕反应的药物是
   A.银杏叶
   B.柴胡
   C.茯苓
   D.广藿香
   E.栀子

20.泽泻的药理作用包括
   A.镇痛
   B.抗溃疡
   C.免疫调节
   D.降压
   E.抗肿瘤

21.附子强心的主要成分是
   A.乌头碱

B. 次乌头碱

C. 去甲乌药碱

D. 氯化甲基多巴胺

E. 去甲猪毛菜碱

22. 理气药中松弛胃肠平滑肌作用最强的是

    A. 青皮

    B. 枳壳

    C. 枳实

    D. 木香

    E. 香附

23. 补充脂肪酶、助消化的药物是

    A. 莱菔子

    B. 枳实

    C. 麦芽

    D. 陈皮

    E. 山楂

24. 对胃黏膜有明显保护作用的药物是

    A. 白及

    B. 三七

    C. 蒲黄

    D. 红花

    E. 莪术

25. 延胡索的现代应用是

    A. 各种疼痛

    B. 脑血栓

    C. 肾炎

    D. 低血压状态

    E. 肺心病

26. 下列关于血液流变学的异常表现,错误的是

    A. 浓

    B. 黏

    C. 凝

    D. 聚

    E. 涩

27. 过量误服苦杏仁致死的机制是

    A. 直接抑制呼吸系统

    B. 直接抑制神经中枢

    C. 组织出血

    D. 心力衰竭

    E. 抑制细胞色素氧化酶,使细胞氧化反应停止

28. 半夏的不良反应是

    A. 生半夏毒性大,炮制不能降低毒性

    B. 姜半夏有呕吐不良反应

    C. 姜半夏胚胎毒性显著

    D. 法半夏腹腔注射可致畸胎

    E. 生半夏对口腔、喉头等刺激不明显

29. 远志祛痰作用的主要成分是

    A. 远志挥发油

    B. 远志多糖

    C. 远志皂苷

    D. 远志素

    E. 黄酮类

30. 与平肝息风药"平肝潜阳"功效相关的主要药理作用是

    A. 抗心肌缺血

    B. 降压

    C. 改善记忆

    D. 增强免疫力

    E. 解热

31. 下列关于开窍药的药理作用,错误的是

    A. 调节中枢神经功能

    B. 抗心肌缺血

    C. 抗炎

    D. 镇痛

    E. 调节免疫

32. 具有抗辐射作用的药物是

    A. 党参

B. 甘草

C. 黄芪

D. 女贞子

E. 当归

33. 能治疗肾衰竭的药物是

    A. 冬虫夏草

    B. 淫羊藿

    C. 鹿茸

    D. 熟地黄

    E. 白术

34. 当归中具有抗血栓形成作用的主要有效成分是

    A. 当归多糖

    B. 阿魏酸

    C. 当归酮

    D. 藁本内酯

    E. 琥珀酸

35. 五味子的现代应用是

    A. 急慢性肝炎

    B. 心律失常

    C. 病毒性心肌炎

    D. 心力衰竭

    E. 高血压

36. 驱杀钩虫的药物是

    A. 使君子

    B. 苦楝皮

    C. 南瓜子

    D. 槟榔

    E. 川楝子

37. 小檗碱抗菌作用的特点是

    A. 仅有抑菌作用而无杀菌作用

    B. 可消除耐药菌株的 R 因子

    C. 痢疾杆菌对小檗碱不易产生耐药性

    D. 甲氧苄胺嘧啶对其作用无明显影响

E. 属窄谱抗生素

38. 对羟福林作用的受体是

    A. DA 受体

    B. N 受体

    C. M 受体

    D. α 受体

    E. β 受体

39. 负责药品广告监督查处的部门是

    A. 药品监督管理部门

    B. 发展与改革部门

    C. 人力资源与社会保障部门

    D. 工商行政管理部门

    E. 环境保护部门

40. 下列可以列入非处方药范围的是

    A. 麻醉药品

    B. 精神药品

    C. 放射性药品

    D. 可自我诊断、自我药疗的轻微病症的药品

    E. 医疗用毒性药品

41. 全国药品检验的最高技术仲裁机构是

    A. 食品药品审核查验中心

    B. 中国食品药品检定研究院

    C. 国家药典委员会

    D. 药品评价中心

    E. 药品审评中心

42. 国家林业局、国家工商行政管理局要求生产、销售含卜列哪种成分的中成药要符合"中国野生动物经营利用管理专用标识"制度

    A. 虎骨

    B. 豹骨

    C. 天然麝香

    D. 蟾酥

E. 梅花鹿茸

43.《麻醉药品和精神药品管理条例》适用于

A. 麻醉药品和精神药品的实验研究、生产、经营、使用、储存、运输等活动以及监督管理

B. 麻醉药品药用原植物的种植,麻醉药品和精神药品的实验研究、生产、经营、使用等活动以及监督管理

C. 麻醉药品药用原植物的种植,麻醉药品和精神药品的生产、经营、使用、储存、运输等活动以及监督管理

D. 麻醉药品药用原植物的种植,麻醉药品的实验研究、生产、经营、使用、储存、运输等活动

E. 麻醉药品药用原植物的种植,麻醉药品和精神药品的实验研究、生产、经营、使用、储存、运输等活动以及监督管理

44. 医疗用毒性药品系指

A. 连续使用后易产生生理依赖性,能成瘾癖的药品

B. 毒性剧烈、治疗剂量与中毒剂量相近,使用不当会致人中毒或死亡的药品

C. 正常用法用量下出现与用药目的无关的或意外不良反应的药品

D. 直接作用中枢神经系统,毒性剧烈的药品

E. 毒性剧烈,连续使用后易产生较大毒副作用的药品

45. 根据《国家基本药物目录管理办法(暂行)》,不能纳入国家基本药物目录遴选范围的药品是

A. 中药饮片

B. 使用不方便的药品

C. 化学药品

D. 主要用于滋补保健,易滥用的药品

E. 被撤销药品批准证明文件的药品

46. 不需要许可证即可进行销售的情形是

A. 处方药的生产销售、批发销售

B. 非处方药的生产销售、批发销售

C. 处方药的零售

D. 甲类非处方药的零售

E. 乙类非处方药的零售

47. 处方用量一般不得超过

A. 1 天
B. 2 天
C. 3 天
D. 5 天
E. 7 天

48. 新药监测期内的药品向省级药品不良反应监测中心汇总报告的周期为

A. 每季度汇总报告一次

B. 每半年汇总报告一次

C. 每年汇总报告一次

D. 每三年汇总报告一次

E. 每五年汇总报告一次

49. 关于新药证书的说法正确的是

A. 由国家食品药品监督管理局药品审评中心发放

B. 发放新药证书的同时,要发给药品批准文号

C. 国家食品药品监督管理局依据综合意见,作出审批决定,符合规定的,发给新药证书,申请人已持有《药品生产许可证》并具备生产条件的,同时发给药品批准文号

D. 改变剂型但不改变给药途径,以及增加新适应证的注册申请获得批准后发给新药证书和药品批准文号

E. 改变剂型但不改变给药途径,以及增加新适应证的注册申请获得批准后发给新药证书

50.药品再注册申请,是指
    A.未曾在中国境内上市销售的药品的注册
      申请
    B.生产国家食品药品监督管理局已批准上
      市的已有国家标准的药品的注册申请
    C.境外已上市的药品在中国境内上市销售
      的注册申请
    D.是指新药申请、仿制药申请或者进口药
      品申请经批准后,改变、增加或者取消原
      批准事项或者内容的注册申请
    E.药品批准证明文件有效期满后申请人拟
      继续生产或者进口该药品的注册申请

51.药品批发和零售连锁企业应根据所经营药
    品的贮存要求,设置具有不同温、湿度条件
    的仓库,各库房相对湿度应保持在
    A.50% ~60%
    B.30% ~50%
    C.40% ~80%
    D.45% ~75%
    E.35% ~65%

52.依据《中华人民共和国中医药条例》,对中
    医从业人员要求的叙述,错误的是
    A.应当按照有关卫生管理的法律、行政法
      规、部门规章规定通过资格考试,并经注
      册取得执业证书后,方可从事中医服务
      活动
    B.对丁以师承方式学习中医学的人员和确
      有专长的人员,应当按照有关规定通过
      资格考试,并经注册取得执业证书后,方
      可从事中医服务活动
    C.应当遵守相应的中医诊断治疗原则、医
      疗技术标准和技术操作规范
    D.全科医师和乡村医生应当具备中医药基
      本知识,以及运用中医诊疗知识、技术处
      理常见病和多发病的基本技能
    E.对于以师承方式学习中医学的人员和确有
      专长的人员,可以不进行资格考试,直接注

册取得执业证书后,从事中医服务活动

53.注册商标的有效期为
    A.5 年
    B.10 年
    C.15 年
    D.20 年
    E.30 年

54.知识产权的特征是
    A.专业性、无形财产性、时间性
    B.专业性、地域性、时间性、无形财产性
    C.地域性、时间性、无形财产性
    D.专有性、时间性、地域性、无形性
    E.专业性、地域性、多样性、时间性

55.下列关于药品说明书的说法不正确的是
    A.说明书内容根据不断发展的实验研究及
      临床研究总结,由生产厂家及时更新
    B.说明书应包含有关药品的安全性、有效
      性等基本信息
    C.每个药品上市销售的最小包装中应有一
      份说明书,供患者和医务工作者使用
    D.药品说明书核准日期和修改日期应在说
      明书中醒目标识
    E.应按照国家食品药品监督管理总局核准
      的内容,不得擅自增加或删改

56.中药说明书中所列【主要成分】系指处方中
    所含的
    A.有效部位
    B.主要药味
    C.有效成分
    D.有效部位或有效成分
    E.主要药味、有效部位或有效成分

57.依照《中华人民共和国药品管理法》的规
    定,国务院有权限制或者禁止出口的是
    A.国内供应不足的药品
    B.有关部门规定的生物制品

C.没有实施批准文号管理的中药材

D.新药或已有国家标准的药品

E.新发现的药材

58.下列对药品广告管理的论述错误的是

  A.药品广告须经企业所在地省、自治区、直辖市人民政府药品监督管理部门批准,并发给药品广告批准文号

  B.处方药可以在国务院卫生行政部门和国家药品监督管理部门共同制定的医学、药学专业刊物上介绍,但不得在大众传播媒介发布广告或者以其他方式进行以公众为对象的广告宣传

  C.药品广告的内容以国家药品监督管理部门批准的新药证书为准,不得含有虚假内容

  D.药品广告的内容必须真实、合法

  E.不得利用国家机关、医药科研单位、学术机构或者专家、学者、医师、患者的名义

和形象作证明

59.医疗机构对收集到的一般不良反应报告,应

  A.每个月报告两次

  B.每两个月报告一次

  C.每季度报告一次

  D.每半年报告一次

  E.每年报告一次

60.制定《药品不良反应报告和监测管理办法》的依据是

  A.《药品管理法》

  B.《处方管理办法》

  C.《处方药与非处方药流通管理暂行规定》

  D.《处方药与非处方药分类管理办法》

  E.《药品流通监督管理办法》

二、B型题 (标准配伍题)

答题说明

以下提供若干组考题,每组考题共用在考题前列出的 A、B、C、D、E 五个备选答案。请从中选择一个与问题关系最密切的答案。某个备选答案可能被选择一次、多次或不被选择。

(61~62 题共用备选答案)

  A.脑

  B.肝

  C.心

  D.五脏

  E.经络

61.有机整体的中心是

62.有机整体的主宰是

(63~64 题共用备选答案)

  A.阳病治阴

  B.阴中求阳

  C.热极生寒

  D.寒者热之

  E.热者寒之

63.可以用阴阳互根说明的是

64.可以用阴阳转化说明的是

(65~66 题共用备选答案)

  A.实热证

  B.虚热证

  C.实寒证

  D.虚寒证

  E.寒热错杂

65.阴偏胜引起的证候是

66.阴偏衰引起的证候是

(67~68 题共用备选答案)

A. 相生

B. 相克

C. 相乘

D. 相侮

E. 制化

67. "反克"指的是

68. "生中有克,克中有生"指的是

(69~70 题共用备选答案)

A. 怒

B. 喜

C. 悲

D. 恐

E. 思

69. 过度喜乐所胜的情志是

70. 过度恐惧所胜的情志是

(71~72 题共用备选答案)

A. 心

B. 肺

C. 脾

D. 肝

E. 肾

71. "主治节"的脏是

72. "主纳气"的脏是

(73~74 题共用备选答案)

A. 涕

B. 泪

C. 唾

D. 汗

E. 涎

73. 五脏主五液,脾所土的液是

74. 五脏主五液,心所主的液是

(75~76 题共用备选答案)

A. 元气

B. 宗气

C. 营气

D. 卫气

E. 脏腑之气

75. 由水谷精微中的"清者"所化生的气是

76. 由水谷精微中的"浊者"所化生的气是

(77~78 题共用备选答案)

A. 精

B. 气

C. 血

D. 津

E. 液

77. 为血之帅的是

78. 为气之母的是

(79~80 题共用备选答案)

A. 冲脉

B. 任脉

C. 督脉

D. 带脉

E. 阴阳维脉

79. "阳脉之海"指的是

80. "阴脉之海"指的是

(81~82 题共用备选答案)

A. 阻滞气机升降

B. 导致气机收敛

C. 多易伤肺

D. 易生风动血

E. 易于引起流行

81. 寒邪的致病特点是

82. 湿邪的致病特点是

(83~84 题共用备选答案)

A. 实证

B. 虚证

C. 虚实夹杂证

D. 真虚假实证

E. 真实假虚证

83. 正气不足,邪气已退,形成的病证是

84. 实邪结聚,阻滞经络,气血不能外达所形成的病证是

（85～86 题共用备选答案）

A. 前额连眉棱骨痛

B. 侧头部痛

C. 后头部连项痛

D. 颠顶部痛

E. 头痛连齿

85. 厥阴经头痛的特点是

86. 阳明经头痛的特点是

（87～88 题共用备选答案）

A. 急则治其标

B. 缓则治其本

C. 标本同治

D. 先扶正后祛邪

E. 先祛邪后扶正

87. 气虚感冒宜选用的治则是

88. 二便不利宜选用的治则是

（89～90 题共用备选答案）

A. 对钝痛的效果优于锐痛

B. 对锐痛的效果优于钝痛

C. 引起的睡眠接近生理睡眠

D. 引起的睡眠深沉不易唤醒

E. 镇静催眠与阿片受体有关

89. 延胡索镇痛的特点是

90. 延胡索镇静催眠的特点是

（91～92 题共用备选答案）

A. 当归

B. 熟地黄

C. 甘草

D. 党参

E. 枸杞子

91. 有抗变态反应作用的药物是

92. 有治疗糖尿病作用的药物是

（93～94 题共用备选答案）

A. 白色

B. 淡红色

C. 淡黄色

D. 淡绿色

E. 淡蓝色

93. 儿科药品处方的颜色是

94. 普通药品处方的颜色是

（95～96 题共用备选答案）

A. 国药准字 H（Z、S、J）+4 位年号 +4 位顺序号

B. 国药证字 H（Z、S）+4 位年号 +4 位顺序号

C. BH（Z、S）+4 位年号 +4 位顺序号

D. H（Z、S）C +4 位年号 +4 位顺序号

E. H（Z、S）+4 位年号 +4 位顺序号

95. 新药证书号的格式为

96. 药品批准文号的格式为

（97～100 题共用备选答案）

A. 必须执行检查制度

B. 必须准确无误,并正确说明用法、用量和注意事项

C. 必须有真实、完整的购销记录

D. 必须执行药品保管制度

E. 必须根据医师处方

97. 药品经营企业购进药品

98. 药品经营企业购销药品

99. 药品经营企业销售药品

100. 药品的入库和出库

一、A 型题（单句型最佳选择题）

答题说明

以下每一道考题下面有 A、B、C、D、E 五个备选答案。请从中选择一个最佳答案。

1. 欲清热除烦时,脾胃较虚弱者可选用
   A. 栀子
   B. 炒栀子
   C. 焦栀子
   D. 栀子炭
   E. 麸炒栀子

2. 常使用盐炙的药材是
   A. 川芎
   B. 香附
   C. 杜仲
   D. 何首乌
   E. 厚朴

3. "生升熟降"是指炮制对药物哪方面的影响
   A. 作用趋向
   B. 作用部位
   C. 四气
   D. 五味
   E. 毒性

4. 当归炭的作用是
   A. 收敛止血
   B. 凉血止血
   C. 活血止血
   D. 止血补血
   E. 止血温经

5. 需除去头、足、翅的药材是
   A. 斑蝥
   B. 人参
   C. 杜仲
   D. 巴戟天
   E. 乌梅

6. 麻黄制绒的作用是
   A. 降低毒性
   B. 缓和药性
   C. 消除副作用
   D. 洁净药材
   E. 矫臭矫味

7. 质地松泡的药物宜切
   A. 薄片
   B. 厚片
   C. 丝
   D. 段
   E. 块

8. 米炒后可增强健脾止泻作用的药物是
   A. 牛蒡子
   B. 红娘子
   C. 王不留行
   D. 党参
   E. 斑蝥

9. 炒后可增强开胃消食作用的药物是
   A. 酸枣仁
   B. 麦芽
   C. 瓜蒌仁
   D. 紫苏子
   E. 栀子

10. 药物醋炙,醋的最大用量是
    A. 60kg/100kg
    B. 50kg/100kg
    C. 40kg/100kg
    D. 30kg/100kg
    E. 20kg/100kg

11. 斑蝥素的升华点为
    A. 84℃
    B. 100℃
    C. 110℃
    D. 128℃
    E. 138℃

12. 泻下作用稍缓,减轻了腹痛等副作用,增强了活血祛瘀效果的药物是
    A. 生大黄
    B. 酒大黄
    C. 大黄炭
    D. 熟大黄
    E. 醋大黄

13. 六味地黄丸宜选用
    A. 鲜地黄
    B. 生地黄
    C. 熟地黄
    D. 生地炭
    E. 熟地炭

14. 若蜜浓稠不能与药物拌匀时,可以
    A. 增加用蜜量
    B. 加适量开水稀释
    C. 加适量冷水稀释
    D. 加适量冷开水稀释
    E. 减少药量

15. 下列哪一项不是药物炒黄的标准
    A. 表面呈黄色
    B. 较原色加深
    C. 表面焦褐色
    D. 透出固有气味
    E. 发泡鼓起

16. 胃热呕吐宜选用
    A. 黄连
    B. 酒黄连

C. 姜黄连
D. 吴萸制黄连
E. 黄连炭

17. 黄芩软化的最佳方法是
    A. 少泡多润
    B. 煮半小时
    C. 蒸10分钟
    D. 蒸至"圆气"后半小时
    E. 减压浸润

18. 血热有瘀出血证宜选用
    A. 醋大黄
    B. 清宁片
    C. 生大黄
    D. 酒大黄
    E. 大黄炭

19. 僵蚕的炮制方法是
    A. 砂炒
    B. 土炒
    C. 滑石粉炒
    D. 麸炒
    E. 米炒

20. 下列关于白术麸炒过程的说法,错误的是
    A. 先热锅,再投入麦麸
    B. 火力是中火
    C. 待麦麸炒至灵活状态时投药
    D. 待麦麸冒烟时投药
    E. 炒至焦黄色,有焦香气时取出,筛去麦麸

21. 活血散瘀、祛风通络药物常采用的炮制方法是
    A. 醋炙
    B. 酒炙
    C. 盐炙
    D. 蜜炙
    E. 姜炙

22. 可缓和苦寒之性,增强止呕作用的药物是
   A. 黄连
   B. 酒黄连
   C. 姜黄连
   D. 吴萸制黄连
   E. 醋黄连

23. 生品长于涌吐风痰,炒后长于降气化痰的药物是
   A. 紫苏子
   B. 苍耳子
   C. 王不留行
   D. 莱菔子
   E. 薏苡仁

24. 不能反复使用的辅料是
   A. 河砂
   B. 蛤粉
   C. 大米
   D. 滑石粉
   E. 灶心土

25. 宜采用水飞法炮制的药物是
   A. 自然铜
   B. 白矾
   C. 石决明
   D. 石膏
   E. 朱砂

26. 每100kg药材,蜜炙麻黄和蜜炙麻黄绒的炼蜜用量分别是
   A. 10kg,20kg
   B. 20kg,10kg
   C. 20kg,25kg
   D. 25kg,20kg
   E. 均是15kg

27. 不属于肉豆蔻煨制目的的是
   A. 增强温中行气作用
   B. 除去部分油质
   C. 刺激性减小
   D. 增强固肠止泻作用
   E. 减少滑肠的弊端

28. 远志常采用的炮制方法是
   A. 水煮
   B. 甘草水煮
   C. 酒蒸
   D. 豆腐煮
   E. 姜汤煮

29. 苍术炮制后,燥性降低的原因是
   A. 挥发油含量降低
   B. 黄酮含量降低
   C. 皂苷含量降低
   D. 生物碱含量降低
   E. 脂肪油含量降低

30. 采用先炒药,后加醋炮制的药材是
   A. 乳香
   B. 香附
   C. 柴胡
   D. 莪术
   E. 三棱

31. 熟大黄泻下作用缓和的原因是
   A. 结合型蒽醌减少
   B. 游离型蒽醌减少
   C. 有机酸减少
   D. 香豆素减少
   E. 糖类减少

32. 文火炒至大部分爆成白花的药物是
   A. 莱菔子
   B. 王不留行
   C. 白术
   D. 牵牛子
   E. 葶苈子

33.不采用麸炒的药材是
    A.白术
    B.苍术
    C.僵蚕
    D.山药
    E.麦芽

34.根及根茎类药材的一般采收时间是
    A.春末夏初
    B.秋、冬两季
    C.开花前
    D.茎叶生长最茂盛时
    E.随时可采

35.检测药材酸不溶性灰分时加入的酸是
    A.10%的醋酸
    B.10%的硝酸
    C.10%的磷酸
    D.10%的硫酸
    E.10%的盐酸

36."蚯蚓头"是哪一药材的性状鉴别特征
    A.川木香
    B.银柴胡
    C.党参
    D.人参
    E.防风

37.附子的来源是
    A.毛茛科植物乌头子根的加工品
    B.毛茛科植物北乌头侧根的加工品
    C.毛茛科植物乌头的子根
    D.毛茛科植物川乌的子根
    E.毛茛科植物草乌的主根

38.川芎的形状为
    A.长圆柱形
    B.结节状拳形团块
    C.圆锥形
    D.扁圆形
    E.纺锤形

39.三七加工时剪下的芦头、侧根、须根晒干后,其商品规格名称分别是
    A.剪口、筋条、绒根
    B.筋条、剪口、绒根
    C.芦头、筋条、绒根
    D.芦头、腿、须
    E.根头、支根、须

40.药材绵马贯众的原植物属于
    A.蚌壳蕨科
    B.鳞毛蕨科
    C.乌毛蕨科
    D.紫萁科
    E.球子蕨科

41.何首乌"云锦花纹"的存在部位为
    A.木栓层中间
    B.皮部
    C.韧皮部外侧
    D.木质部内侧
    E.髓部

42.单子叶植物根类中药维管束的主要类型是
    A.有限外韧型
    B.周木型
    C.辐射型
    D.周韧型
    E.无限外韧型

43.含有间隙腺毛的药材是
    A.大黄
    B.牛膝
    C.狗脊
    D.绵马贯众
    E.何首乌

44. 川乌药材中的剧毒成分是
    A. 异喹啉类生物碱
    B. 双酯型生物碱
    C. 乌头多糖
    D. 双蒽酮苷类
    E. 乌头胺

45. 天麻来源于
    A. 兰科植物的块茎
    B. 百合科植物的块茎
    C. 姜科植物的块茎
    D. 兰科植物的根
    E. 百合科植物的根

46. "怀中抱月"这一术语的含义是
    A. 川贝母中青贝外层两鳞叶大小相近,相对抱合的形态
    B. 川贝母中松贝外层两鳞片大小悬殊,大瓣紧抱小瓣的形态
    C. 浙贝母中大贝鳞叶一面凹入,一面凸出,呈新月状的形态
    D. 川贝母中炉贝外面两鳞叶大小相近,顶端瘦尖的形态
    E. 浙贝母中珠贝外层两鳞叶略呈肾形,互相对合,其内有2~3枚小鳞叶

47. 药材的粉末中无草酸钙结晶的是
    A. 大黄
    B. 黄芪
    C. 牛膝
    D. 甘草
    E. 白芍

48. 沉香火试的特征是
    A. 有浓烟及香气,并有爆鸣声
    B. 有浓烟及强烈香气,并有油状物渗出
    C. 有强烈蒜臭气,并有火焰
    D. 有浓烟,并有火光
    E. 燃烧时气浓香,并有油状物渗出

49. 横断面皮部呈红棕色,有数处向内嵌入;木部黄白色,有细孔(导管),射线红棕色、放射状。有此特征的药材是
    A. 川木通
    B. 大血藤
    C. 钩藤
    D. 沉香
    E. 木香

50. 以下哪种药材的热水浸出液在日光下呈碧蓝色荧光
    A. 香加皮
    B. 黄柏
    C. 地骨皮
    D. 秦皮
    E. 肉桂

51. 粉末中有分枝状石细胞及油细胞的药材是
    A. 肉桂
    B. 厚朴
    C. 关黄柏
    D. 牡丹皮
    E. 杜仲

52. 粉末遇碱液显红色的药材是
    A. 蓼大青叶
    B. 大青叶
    C. 番泻叶
    D. 紫苏叶
    E. 侧柏叶

53. 将红花浸入水中,水的颜色变化是
    A. 水变成金黄色
    B. 水变成红色
    C. 水无变化
    D. 水先变成金黄色,后变成蓝色
    E. 水先变成红色,后变成绿色

54. 西红花的主产地是

A.西藏

B.西班牙及希腊

C.马来西亚、新加坡

D.越南、柬埔寨

E.印度

55.枳壳的入药部位是

A.自行脱落的幼果

B.外层果皮

C.未成熟的果实

D.成熟的果实

E.成熟的种子

56.不属于冬虫夏草性状特征的是

A.虫体黄色

B.虫体环纹有 20 余条

C.子座侧生，多分枝

D.虫体质脆，易折断，断面略平坦，黄白色

E.腹面有 8 对足

57.以菌核入药的药材是

A.猪苓

B.灵芝

C.银耳

D.冬虫夏草

E.马勃

58.血竭的鉴别特征，不包括下列哪一项

A.粉末置白纸上，用火隔纸烘烤，颗粒融化

B.粉末置白纸上，用火隔纸烘烤，无扩散的油迹

C.粉末置白纸上，用火隔纸烘烤，对光照视呈鲜艳的血红色

D.以火烧之则出现呛鼻烟气，有苯甲酸样香气

E.在热水中溶解，水变红色

59."佛指甲"的含义是

A.乌梢蛇尾部末端呈细长三角形

B.蕲蛇尾部末端呈细长三角形

C.金钱白花蛇尾部末端呈细长三角形

D.乌梢蛇尾部末端有一长三角形角质鳞片

E.蕲蛇尾部末端有一长三角形角质鳞片

60.雄黄燃烧时的现象是

A.燃之熔成黄绿色液体，并生黄白色烟，有强烈蒜臭气

B.燃之熔成黄棕色液体，并冒黑烟，有强烈蒜臭气

C.燃之熔成红紫色液体，并生黄白色烟，有强烈蒜臭气

D.燃之冒黑烟，有油珠出现，并有强烈蒜臭气

E.燃之冒黑烟，并有刺激性气味

二、B 型题 （配伍选择题）

答题说明

　　以下提供若干组考题，每组考题共用在考题前列出的 A、B、C、D、E 五个备选答案。请从中选择一个与问题关系最密切的答案。某个备选答案可能被选择一次、多次或不被选择。

（61～62 题共用备选答案）

A.河砂

B.蛤粉

C.大米

D.灶心土

E.麦麸

61.适合炒制质地坚硬药材的辅料是

62.适合炒制胶类药材的辅料是

（63～64 题共用备选答案）

A.喷淋法

B.淘洗法

C. 泡法

D. 漂法

E. 润法

63. 毒性药材常采用的软化方法是

64. 质地坚硬、水分难渗入的药材常采用的软化方法是

(65~66 题共用备选答案)

A. 0.5mm 以下

B. 1~2mm

C. 2~4mm

D. 2~3mm

E. 5~10mm

65. 厚片的厚度是

66. 宽丝的宽度是

(67~68 题共用备选答案)

A. 生姜、白矾

B. 甘草、石灰

C. 黑豆

D. 甘草、黑豆

E. 甘草

67. 制备法半夏的辅料是

68. 制备制南星的辅料是

(69~70 题共用备选答案)

A. 补血、调经、润肠通便

B. 止血和血

C. 活血、补血、调经

D. 破血

E. 止血

69. 当归尾长于

70. 当归头长于

(71~72 题共用备选答案)

A. 煅制法

B. 水飞法

C. 提净法

D. 干馏法

E. 明煅法

71. 芒硝宜采用的炮制方法是

72. 制备竹沥的炮制方法是

(73~74 题共用备选答案)

A. 烘干法

B. 甲苯法

C. 减压干燥法

D. 气相色谱法

E. 高效液相色谱法

73. 含有挥发性成分的贵重中药,测定水分的方法是

74. 不含或少含挥发性成分的中药,测定水分的方法是

(75~76 题共用备选答案)

A. 罗布麻叶

B. 紫苏叶

C. 蓼大青叶

D. 枇杷叶

E. 大青叶

75. 叶片下表面密被黄色绒毛、革质而脆的药材是

76. 来源于十字花科植物的叶类的药材是

(77~78 题共用备选答案)

A. 山东、河南

B. 意大利、希腊、法国

C. 江西、江苏、安徽

D. 坦桑尼亚、马来西亚、印度尼西亚

E. 广东、广西、云南

77. 丁香的主产地是

78. 金银花的主产地是

(79~80 题共用备选答案)

A. 广东

B. 云南

C. 海南

D. 江西、四川、湖北等

E.印度尼西亚

79.阳春砂主产于

80.枳壳主产于

(81~82题共用备选答案)

A.挥发油,油中主要为桉油精

B.皂苷、黄酮、有机酸

C.环烯醚萜苷类成分

D.挥发油、香豆素、黄酮类

E.木脂素、挥发油、有机酸

81.豆蔻的主要化学成分是

82.五味子的主要化学成分是

(83~84题共用备选答案)

A.孢子

B.去皮枝、干的干燥煎膏

C.带叶嫩枝的干燥煎膏

D.叶上的虫瘿

E.叶的汁液浓缩干燥物

83.芦荟的药用部位为

84.五倍子的药用部位为

(85~86题共用备选答案)

A.喷淋法

B.淘洗法

C.泡法

D.漂法

E.润法

85.气味芳香、质地疏松的全草类药材常采用的软化方法是

86.用盐腌制过的药材常采用的软化方法是

(87~88题共用备选答案)

A.加碘试液显蓝色或紫色

B.加间苯三酚试液再加盐酸显红色

C.加氯化锌碘试液显蓝色

D.加硫酸无变化

E.加苏丹Ⅲ试液显红色

87.鉴别木质化细胞壁的方法是

88.鉴别纤维素细胞壁的方法是

(89~90题共用备选答案)

A.环状

B.略呈方形

C.类多角形

D.波状

E.不规则状

89.杭白芷的形成层呈

90.川乌的形成层呈

(91~92题共用备选答案)

A.大理石样花纹

B.朱砂点

C.云锦花纹

D.罗盘纹

E.星点

91.大黄药材(根茎)断面可见的特征是

92.苍术药材断面可见的特征是

(93~94题共用备选答案)

A.四氧化三铁

B.碳酸锌

C.氯化亚汞

D.二硫化铁

E.三氧化二铁

93.磁石的主要成分是

94.赭石的主要成分是

(95~96题共用备选答案)

A.果皮表皮细胞中散有油细胞

B.非腺毛具明显壁疣,且簇晶较多

C.种皮内层栅状石细胞内含硅质块

D.外果皮为数十列石细胞

E.有镶嵌细胞且糊粉粒中含细小簇晶

95.五味子药材的显微特征是

96.吴茱萸药材的显微特征是

(97~98题共用备选答案)

A.沉香

B.川木通

C.大血藤

D.通草

E.苏木

97.来源于豆科的药材是

98.来源于毛莨科的药材是

(99~100题共用备选答案)

A.剥去外层,迎光检视有闪烁的小亮点

B.内表面淡灰黄色或浅棕色,有细纵纹,常见发亮的结晶

C.内表面紫棕色或深紫褐色,划之显油痕;质地坚硬,断面富油性,有时可见细小发亮的结晶

D.断面中间有一黄棕色线纹,内层红棕色而油润

E.断面中间有多条黄棕色线纹

99.厚朴药材的鉴别特征是

100.肉桂药材的鉴别特征是

一、A 型题 (单句型最佳选择题)

答题说明

以下每一道考题下面有 A、B、C、D、E 五个备选答案。请从中选择一个最佳答案。

1. 药材浸提过程中渗透和扩散的推动力为
   A. 被动扩散
   B. 浓度差
   C. 主动转运
   D. 胞饮
   E. 温度差

2. 通常增加药物溶解度的方法,不包括
   A. 加增溶剂
   B. 加助溶剂
   C. 降低温度
   D. 制成盐类
   E. 应用混合溶剂

3. 为除去药液中的热原,最常用的方法是
   A. 高温加热法
   B. 强酸强碱法
   C. 活性炭吸附法
   D. 凝胶滤过法
   E. 微孔薄膜滤过法

4. 此乳剂基质处方中(硬脂醇 220g,白凡士林 250g,十二烷基硫酸钠 15g,丙二醇 120g,尼泊金乙酯 0.15g,蒸馏水加至 1000g),丙二醇的作用是
   A. W/O 型乳化剂
   B. O/W 型乳化剂
   C. 增稠剂
   D. 保湿剂
   E. 防腐剂

5. 下列除哪种丸剂外,均常采用塑制法制备
   A. 蜜丸
   B. 糊丸

C. 蜡丸
   D. 浓缩水蜜丸
   E. 水丸

6. 炼制蜂蜜时,中蜜的含水量是
   A. 10% 以下
   B. 10% ~ 15%
   C. 14% ~ 16%
   D. 17% ~ 20%
   E. 20% 以上

7. 颗粒处方中如含有挥发性成分,其加入的阶段为
   A. 精制
   B. 包装
   C. 制粒
   D. 干燥
   E. 整粒

8. 关于中药剂型选择的原则,不包括
   A. 根据生产厂家的意愿
   B. 根据药物的理化性质
   C. 根据生产条件
   D. 根据临床治疗的需要
   E. 根据服用、携带、生产、运输、贮藏的方便

9. 下列关于中成药的论述,错误的是
   A. 以中药材为原料,以中医药理论为指导
   B. 有规定的处方与制法
   C. 都属于非处方药
   D. 标明功能主治、用法用量和规格
   E. 有特有的名称

10. 下列不属于黏膜给药剂型的是
    A. 透皮贴膏
    B. 含漱剂
    C. 滴眼剂
    D. 舌下片剂
    E. 滴鼻剂

11. 研究制剂制备工艺和理论的学科是
    A. 制剂学
    B. 调剂学
    C. 药剂学
    D. 方剂学
    E. 中成药学

12. 暂不进行卫生学限度要求的药品有
    A. 口服制剂
    B. 含动物药的制剂
    C. 含豆豉、神曲等发酵类药材原粉的中药
       制剂
    D. 气雾剂
    E. 外用制剂

13. 用于气体灭菌的化学药品,不包括
    A. 环氧乙烷
    B. 甲醛
    C. 乙醇
    D. 乳酸
    E. 臭氧

14. 含动物组织及动物类原药材的口服给药制
    剂,每 10g 或 10mL 不得检出
    A. 梭菌
    B. 铜绿假单胞菌
    C. 金黄色葡萄球菌
    D. 沙门菌
    E. 白色念珠菌

15. 下列哪项不是药物可能被微生物污染的途径
    A. 操作人员

B. 药用辅料
C. 制药设备
D. 制药环境
E. 外包装材料

16. 冰片适用的粉碎方法是
    A. 水飞法
    B. 加液研磨法
    C. 重研法
    D. 混合粉碎法
    E. 低温混合法

17. 下列可以对原料药材进行细胞粉碎的粉碎
    方法是
    A. 低温粉碎
    B. 加液研磨粉碎
    C. 串料粉碎
    D. 超细粉碎
    E. 混合粉碎

18. 适合采用水飞法的药物是
    A. 乳香
    B. 羚羊角
    C. 炉甘石
    D. 樟脑
    E. 鹿茸

19. 含有毒性药物的散剂,为使分剂量制备准
    确,常采用的方法是
    A. 目测法
    B. 圆锥法
    C. 容量法
    D. 分布法
    E. 重量法

20. 回流提取法的特点为
    A. 采用超临界流体
    B. 根据道尔顿定律
    C. 溶剂循环使用

D. 适用于含热敏性成分药材的提取

E. 提取液受热时间短

21. 关于提高蒸发效率的措施,下列叙述错误的是

A. 提高加热蒸气的压力

B. 提高冷凝器中的压力

C. 排除加热管内不凝性气体

D. 加强搅拌

E. 定期除垢

22. 超滤在药剂学中的应用,不包括

A. 除菌

B. 除热原

C. 药液的初滤

D. 含多糖类、酶类成分药液的浓缩

E. 提取液的精制

23. 有升华干燥之称的是

A. 微波干燥

B. 沸腾干燥

C. 喷雾干燥

D. 红外干燥

E. 冷冻干燥

24. 在纳米数量级选择性滤过的技术为

A. 超滤

B. 微孔滤膜滤过

C. 大孔树脂吸附

D. 板框压滤机

E. 砂滤棒

25. 开具哪类处方时,应有病历记录

A. 麻醉药品

B. 精神药品

C. 医疗用毒性药品

D. 放射性药品

E. 超剂量药品

26. 中药处方的正文不包括

A. 饮片名称

B. 饮片剂量

C. 煎煮方法

D. 患者姓名

E. 用法用量

27. 普通处方、应急处方、儿科处方应保存

A. 1 年

B. 2 年

C. 3 年

D. 4 年

E. 7 年

28. 处方药名调剂中给生品的是

A. 龟甲、鳖甲

B. 苍耳子、白芥子

C. 山药、白芍

D. 骨碎补、马钱子

E. 磁石、赭石

29. 急诊处方药物用量不超过

A. 1 天

B. 3 天

C. 4 天

D. 2 天

E. 7 天

30. 处方写大黄时,应付

A. 酒大黄

B. 生大黄

C. 熟大黄

D. 大黄炭

E. 醋大黄

31. "焦四仙"中不包含

A. 焦神曲

B. 焦槟榔

C. 焦山楂

D. 焦枳壳

E. 焦谷芽

32. 皮肤病最应忌的食物是

    A. 生冷食物

    B. 脂肪、动物内脏

    C. 油腻、煎炸食物

    D. 黏腻、固硬、不易消化的食物

    E. 鱼、虾、蟹等腥膻发物

33. 具相恶配伍关系的药对是

    A. 生半夏与生姜

    B. 朱砂与昆布

    C. 黄芩与生姜

    D. 黄芩与大黄

    E. 延胡索与马钱子

34. 下列不属于妊娠忌用药的是

    A. 轻粉

    B. 莪术

    C. 芫花

    D. 商陆

    E. 炒白术

35. 含有麻黄的中成药不宜与哪类物质合用

    A. 单胺氧化酶抑制剂

    B. 重金属盐

    C. 碱性药物

    D. 溴化物

    E. 维生素

36. 一种药物的毒性或副作用能被另一种药物减轻或消除是指中药配伍中的

    A. 相使

    B. 相畏

    C. 相杀

    D. 相恶

    E. 相反

37. 汉代衡量单位一铢相当于

    A. 25 两

    B. 24 两

    C. 16 两

    D. 18 两

    E. 3 两

38. 贵重药物的临床用量是

    A. 0.03 ~ 0.6g

    B. 0.3 ~ 1g

    C. 1 ~ 3g

    D. 3 ~ 6g

    E. 6 ~ 9g

39. 下列有关戥称的使用方法,错误的是

    A. 使用前应检查戥盘与戥坨型号是否相配

    B. 使用前应检查戥坨放至定盘星上是否平衡、灵敏度如何

    C. 提拿戥称不宜过高或过低

    D. 戥称用完需要放到木盒中保存

    E. 提拿戥称不宜过远或过近

40. 古方中草木及蔓类植物的计数单位是

    A. 方寸匕

    B. 刀圭

    C. 铢

    D. 枚

    E. 束

41. 质地较轻的药物,常用量为

    A. 1.5 ~ 4.5g

    B. 1.5 ~ 3.0g

    C. 2.0 ~ 4.0g

    D. 3.0 ~ 5.0g

    E. 6.0 ~ 9.0g

42. 原则上,药房贮用量不宜超过日消耗量的

    A. 5 倍

    B. 10 倍

C. 20 倍

D. 30 倍

E. 50 倍

43. 应放在斗架高层的药物是

A. 青黛

B. 赭石

C. 菊花

D. 薄荷

E. 白梅花

44. 适宜在药斗中靠近存放的饮片是

A. 形似的饮片

B. 相反的饮片

C. 相畏的饮片

D. 细料饮片与其他饮片

E. 处方中经常配伍应用的饮片

45. 不属于常用调剂工具的是

A. 戥称

B. 铜冲

C. 药筛

D. 包装箱

E. 药匙

46. 哪味药加水调和涂于指甲上,能将指甲染成黄色,不易擦去,俗称挂甲或透甲

A. 大黄

B. 牛黄

C. 黄连

D. 黄芩

E. 黄芪

47. 不属于蕲蛇鉴别特征的是

A. 方胜纹

B. 连珠斑

C. 龙头虎口

D. 铁线尾

E. 佛指甲

48. 大挺指的是

A. 二杠茸的主干

B. 四岔茸的主干

C. 三岔茸的主干

D. 三岔茸的侧枝

E. 二杠茸的侧枝

49. 下列不属于人参再造丸处方中所列药物的是

A. 人参

B. 牛黄

C. 麝香

D. 丁香

E. 天麻

50. 有关医疗机构自制制剂的特点,描述错误的是

A. 规模小

B. 不属于药品生产范畴

C. 临床必需

D. 周转快

E. 产量小

51. 补心气口服液处方中的主要药物是

A. 人参、牛黄、天麻、三七

B. 柏子仁、远志、酸枣仁、五味子

C. 党参、茯苓、麦冬、生地黄

D. 人参、石菖蒲、黄芪、薤白

E. 川芎、丹参、白芍、熟地黄

52. 关于煎煮过程药材浸泡的说法错误的是

A. 煎药前饮片浸泡有利于有效成分的浸出

B. 煎煮前必须用冷水在室温下浸泡

C. 浸泡的时间越长越好

D. 浸泡可以避免在加热煎煮时由于药材组织中淀粉、蛋白等糊化,使有效成分不易渗出

E. 一般质地疏松的药材浸泡时间宜短

53. 一般饮片在煎煮前应先用冷水浸泡约

A.5 分钟

B.10 分钟

C.30 分钟

D.60 分钟

E.90 分钟

54.补益药宜在什么时候服用

A.饭前

B.饭后

C.睡前

D.早、中、晚

E.随时服用

55.果实种子类饮片含药屑杂质应小于

A.2%

B.7%

C.3%

D.1%

E.5%

56.蜜炙药材水分不得超过

A.10%

B.12%

C.13%

D.14%

E.15%

57.有关麻醉品、一类精神药品管理叙述错误的是

A.处方医师需要持有单位所在区县卫生局颁发的"麻醉药品使用资格证书"

B.药剂科凭卫生行政部门发给的"麻醉药

品、第一类精神药品购用印鉴卡"向指定的麻醉药品经营单位购买

C.罂粟壳必须到国家食品药品监督管理总局和各省市药品监督管理局指定的经营单位购买

D.凭单位保卫部门开具的介绍信到所在地公安部门换开证明信,到指定经销单位购买并按指定线路运输

E.医院各病区凭有效医师处方可到药库出库补充基数

58.动物类药水分含量应是

A.3% ~5%

B.5% ~10%

C.5% ~8%

D.7% ~13%

E.8% ~20%

59.关于药品批准文号格式,叙述正确的是

A.国药准字 +2 位字母 +7 位数字

B.国药准字 +2 位字母 +6 位数字

C.国药准字 +1 位字母 +6 位数字

D.国药准字 +1 位字母 +8 位数字

E.国药准字 +H +6 位数字

60.根茎类饮片含药屑杂质应小于

A.4%

B.2%

C.3%

D.6%

E.8%

二、B 型题（配伍选择题）

答题说明

以下提供若干组考题,每组考题共用在考题前列出的 A、B、C、D、E 五个备选答案。请从中选择一个与问题关系最密切的答案。某个备选答案可能被选择一次、多次或不被选择。

（61~62 题共用备选答案）

A. 酸败

B. 破裂

C. 分层

D. 转相

E. 絮凝

61. O/W 型乳剂转成 W/O 型乳剂或出现相反的变化称为

62. 乳剂中液滴聚集后乳化膜破裂,液滴合并,并与分散介质分离成不相混溶的两层的现象称为

（63~64 题共用备选答案）

A. 15~18

B. 13~16

C. 8~16

D. 7~9

E. 3~8

63. W/O 型乳化剂的 HLB 值是

64. 润湿剂的 HLB 值是

（65~66 题共用备选答案）

A. 分散片

B. 包衣片

C. 口含片

D. 舌下片

E. 溶液片

65. 含于口腔内缓缓溶解的片剂为

66. 硝酸甘油片为

（67~68 题共用备选答案）

A. 吸收剂

B. 黏合剂

C. 助溶剂

D. 润滑剂

E. 润湿剂

67. 磷酸氢钙在片剂中作为

68. 硬脂酸镁在片剂中作为

（69~70 题共用备选答案）

A. 煎膏剂

B. 酊剂

C. 糖浆剂

D. 流浸膏剂

E. 酒剂

69. 制备过程中要防止"返砂"现象产生的是

70. 药材用适宜的溶剂提取,蒸去部分溶剂,调整浓度至每 1mL 相当于原药材 1g 的制剂是

（71~72 题共用备选答案）

A. 药品

B. 剂型

C. 制剂

D. 调剂

E. 中成药

71. 用于治疗、预防及诊断疾病的物质总称是

72. 根据药品标准或其他规定的处方,将原料药物加工制成具有一定规格的药物制品称为

（73~74 题共用备选答案）

A. 紫外线灭菌法

B. 辐射灭菌法

C. 气体灭菌法

D. 加热灭菌法

E. 流通蒸气灭菌法

73. 一般作为不耐热无菌产品的辅助灭菌手段

的是

74.仅适用于物体表面和空气环境灭菌的是

(75~76 题共用备选答案)

A.水飞法

B.加液研磨法

C.低温粉碎法

D.超细粉碎法

E.串料粉碎法

75.樟脑、冰片的粉碎应采用

76.朱砂的粉碎应采用

(77~78 题共用备选答案)

A.加液研磨法

B.水飞法

C.超微粉碎法

D.低温粉碎

E.混合粉碎

77.将物料与干冰或液化氮气混合后,再进行粉碎的方法是

78.复方制剂中的多数药材粉碎时采用;粉碎与混合操作一并进行,效率高的是

(79~80 题共用备选答案)

A.含化学药品的散剂

B.含液体组分的散剂

C.含低共熔混合物的散剂

D.含色深组分的散剂

E.含毒性药物的散剂

79.九分散属于

80.痱子粉属于

(81~82 题共用备选答案)

A.煎膏剂

B.酊剂

C.茶剂

D.流浸膏剂

E.酒剂

81.主要用煎煮法制备的是

82.可以采用溶解法和稀释法制备的是

(83~84 题共用备选答案)

A.硅油

B.聚乙二醇

C.羊毛脂

D.聚丙烯酸钠

E.凡士林

83.溶于水,吸湿性强,长期使用可致皮肤脱水干燥的基质是

84.吸水量大,具有良好的润滑性,易于涂布的基质是

(85~86 题共用备选答案)

A.半合成山苍油酯

B.聚乙二醇

C.羊毛脂

D.甘油

E.凡士林

85.可作为栓剂油脂性基质的是

86.可作为栓剂水溶性基质的是

(87~88 题共用备选答案)

A.柴胡、延胡索

B.前胡、延胡索

C.柴胡、前胡

D.羌活、独活

E.猪苓、赤苓

87."二活"指的是

88."二胡"指的是

(89~90 题共用备选答案)

A.经方

B.时方

C.验方

D.协定处方

E.法定处方

89.从清代至今出现的方剂是

90.《中国药典》、局颁标准中所收载的处方是

(91~92 题共用备选答案)

A. 龟甲

B. 徐长卿

C. 蛤粉

D. 人参

E. 三七

91. 煎药时需要后下的是

92. 宜研成粉末冲服的是

(93~94 题共用备选答案)

A. 大红色

B. 淡红色

C. 淡黄色

D. 淡绿色

E. 白色

93. 麻醉药品处方的印刷用纸是

94. 普通处方的印刷用纸是

(95~96 题共用备选答案)

A. 饮片名称

B. 饮片数量

C. 煎煮方法

D. 医师签名

E. 患者姓名

95. 属于处方前记的是

96. 属于处方后记的是

(97~98 题共用备选答案)

A. 轻粉

B. 生天南星

C. 生半夏

D. 生附子

E. 洋金花

97. 上述毒性中药中,不宜与乌头类药材同用的是

98. 上述毒性中药中,不宜与牵牛子同用的是

(99~100 题共用备选答案)

A. 木瓜丸

B. 九分散

C. 紫雪散

D. 六神丸

E. 牛黄解毒丸

99. 含有朱砂的中成药是

100. 含有蟾酥的中成药是

参 考 答 案

基 础 知 识

1. E	2. B	3. C	4. B	5. C	6. B	7. E	8. B	9. C	10. D
11. B	12. C	13. C	14. C	15. C	16. A	17. D	18. B	19. B	20. C
21. B	22. D	23. B	24. C	25. C	26. D	27. C	28. D	29. B	30. B
31. C	32. C	33. A	34. D	35. C	36. A	37. E	38. E	39. D	40. C
41. E	42. A	43. E	44. A	45. B	46. A	47. A	48. D	49. D	50. C
51. D	52. D	53. C	54. E	55. E	56. D	57. B	58. A	59. A	60. E
61. B	62. A	63. A	64. C	65. A	66. E	67. C	68. E	69. B	70. D
71. A	72. B	73. D	74. B	75. A	76. C	77. A	78. C	79. A	80. C
81. D	82. E	83. D	84. A	85. B	86. C	87. C	88. E	89. C	90. D
91. D	92. C	93. B	94. E	95. A	96. D	97. C	98. D	99. D	100. E

相 关 专 业 知 识

1. C	2. E	3. B	4. D	5. B	6. D	7. B	8. B	9. A	10. E
11. D	12. A	13. B	14. D	15. B	16. C	17. D	18. C	19. D	20. D
21. C	22. A	23. E	24. A	25. A	26. E	27. E	28. D	29. C	30. B
31. E	32. E	33. A	34. B	35. A	36. D	37. B	38. D	39. D	40. D
41. B	42. C	43. E	44. B	45. D	46. E	47. E	48. C	49. C	50. E
51. D	52. E	53. B	54. D	55. A	56. D	57. A	58. C	59. C	60. A
61. D	62. C	63. B	64. C	65. C	66. B	67. D	68. E	69. C	70. B
71. B	72. E	73. D	74. D	75. C	76. D	77. B	78. C	79. C	80. B
81. B	82. A	83. B	84. E	85. D	86. A	87. C	88. A	89. A	90. C
91. C	92. B	93. D	94. A	95. B	96. A	97. A	98. C	99. B	100. A

专 业 知 识

1. C	2. C	3. A	4. D	5. A	6. B	7. B	8. D	9. B	10. B
11. C	12. D	13. C	14. B	15. C	16. C	17. D	18. E	19. D	20. C
21. B	22. C	23. D	24. C	25. E	26. C	27. A	28. B	29. A	30. A
31. A	32. B	33. E	34. B	35. E	36. B	37. A	38. B	39. A	40. B
41. B	42. C	43. D	44. B	45. A	46. B	47. B	48. B	49. B	50. D
51. B	52. C	53. A	54. B	55. C	56. C	57. A	58. E	59. E	60. C
61. A	62. B	63. D	64. C	65. C	66. E	67. B	68. A	69. D	70. E
71. C	72. D	73. C	74. A	75. D	76. E	77. D	78. A	79. A	80. D
81. A	82. E	83. E	84. D	85. A	86. D	87. B	88. C	89. B	90. C
91. E	92. B	93. A	94. E	95. A	96. B	97. E	98. B	99. C	100. D

专 业 实 践 能 力

1. B	2. C	3. A	4. D	5. E	6. A	7. E	8. A	9. C	10. A
11. A	12. C	13. C	14. D	15. E	16. B	17. D	18. C	19. E	20. C
21. B	22. C	23. E	24. A	25. A	26. C	27. A	28. C	29. B	30. B
31. D	32. E	33. C	34. E	35. A	36. B	37. B	38. B	39. D	40. E
41. A	42. D	43. E	44. E	45. D	46. B	47. D	48. A	49. D	50. B
51. D	52. C	53. C	54. B	55. C	56. E	57. D	58. D	59. D	60. B
61. D	62. B	63. E	64. D	65. C	66. C	67. C	68. D	69. A	70. A
71. A	72. C	73. E	74. A	75. B	76. A	77. D	78. E	79. E	80. C
81. A	82. B	83. B	84. C	85. A	86. B	87. B	88. C	89. B	90. E
91. B	92. E	93. B	94. E	95. E	96. D	97. C	98. B	99. C	100. D

微信公众号
更多免费题库

全国中医药专业技术资格考试

中药专业（初级师）押题秘卷（二）

考试日期：　　　年　　月　　日

考试时间：9：00—11：30

考生姓名：_____

准考证号：_____

考　　点：_____

考 场 号：_____

一、A 型题（单句型最佳选择题）

答题说明

以下每一道考题下面有 A、B、C、D、E 五个备选答案。请从中选择一个最佳答案。

1. 中药升降浮沉的作用是
   A. 性质
   B. 趋向
   C. 部位
   D. 功能
   E. 性味

2. 黄芪与茯苓配伍,这种配伍关系是
   A. 相须
   B. 相使
   C. 相反
   D. 相恶
   E. 相畏

3. 下列各药,入汤剂用法错误的是
   A. 旋覆花包煎
   B. 生大黄后下
   C. 鹤草芽入煎服
   D. 阿胶烊化对服
   E. 附子先煎

4. 中药剂量是指
   A. 单味药成人一次量
   B. 单味药成人一日量
   C. 单味药小儿一日量
   D. 一剂药的分量
   E. 单味药小儿一次量

5. 外感风寒表证、外感风热表证均可使用的药组是
   A. 麻黄、桂枝
   B. 紫苏、生姜
   C. 细辛、白芷
   D. 荆芥、防风
   E. 羌活、独活

6. 风寒湿邪袭表而致肢体酸痛者,尤以上半身疼痛更甚者,宜首选
   A. 防风
   B. 羌活
   C. 独活
   D. 桂枝
   E. 藁本

7. 既可以清肺火、清胃火,又可泻肾火的药物是
   A. 黄柏
   B. 知母
   C. 栀子
   D. 石膏
   E. 生地黄

8. 既能清肝明目,又能润肠通便的药物是
   A. 决明子
   B. 菟丝子
   C. 鸦胆子
   D. 沙苑子
   E. 牛蒡子

9. 能升举脾胃清阳之气而治疗湿热泻痢、脾虚泄泻的药物是
   A. 桑叶
   B. 黄连
   C. 葛根
   D. 芦根
   E. 天花粉

10. 内服能够清热泻火、除烦止渴,火煅外用能

够敛疮生肌、收湿、止血的药物是

A. 石膏

B. 知母

C. 栀子

D. 芦根

E. 竹叶

11. 苦参功效不包括

A. 清热燥湿

B. 活血化瘀

C. 除湿退黄

D. 杀虫止痒

E. 利尿

12. 治疗心火上炎、口舌生疮、小便不利病证,首选的药物是

A. 黄连

B. 栀子

C. 芦根

D. 淡竹叶

E. 黄柏

13. 常制成霜使用的药物是

A. 火麻仁

B. 郁李仁

C. 巴豆

D. 牵牛子

E. 杏仁

14. 独活最适宜治疗的病证是

A. 上半身风湿痹痛

B. 下半身风湿痹痛

C. 筋脉拘急

D. 口眼㖞斜

E. 半身不遂

15. 下列药物中,不善于治疗呕吐的是

A. 半夏

B. 藿香

C. 豆蔻

D. 生姜

E. 佩兰

16. 既能用于痰饮、水肿,又能用于脾虚证的药物是

A. 茯苓

B. 泽泻

C. 猪苓

D. 木通

E. 车前子

17. 治疗水肿、淋证、肝热目赤宜选的是

A. 车前子

B. 泽泻

C. 滑石

D. 薏苡仁

E. 海金沙

18. 既可利水渗湿,又能泄热的药物是

A. 滑石

B. 泽泻

C. 木通

D. 香加皮

E. 冬瓜皮

19. 具有温肾阳、温脾阳、温通血脉、引火归原功效的药物是

A. 附子

B. 干姜

C. 肉桂

D. 桂枝

E. 吴茱萸

20. 能够温肺化饮,治疗肺寒痰饮之咳嗽气喘、痰多清稀者的药组是

A. 干姜、细辛

B. 附子、干姜

C. 干姜、吴茱萸

D. 附子、细辛

E. 干姜、高良姜

21. 木香具有的功效是

    A. 行气止痛,健脾消食

    B. 疏肝止痛,助阳止泻

    C. 破气消积,散寒止痛

    D. 行气调中,温脾化痰

    E. 理气调中,温肾助阳

22. 可用于肝气郁滞之胁肋作痛,又可用于食积不化的药物是

    A. 陈皮

    B. 青皮

    C. 柴胡

    D. 香附

    E. 川楝子

23. 具有消食和胃、发散风寒功效的药物是

    A. 紫苏

    B. 神曲

    C. 谷芽

    D. 麦芽

    E. 稻芽

24. 下列各项,不能驱绦虫的药物是

    A. 使君子

    B. 槟榔

    C. 南瓜子

    D. 雷丸

    E. 鹤草芽

25. 既能收敛止血、止痢,又能截疟、补虚的药物是

    A. 苦楝皮

    B. 沙苑子

    C. 侧柏叶

    D. 仙鹤草

    E. 三七

26. 痔疮肿痛出血,首选的药物是

    A. 白茅根

    B. 侧柏叶

    C. 白及

    D. 槐花

    E. 冬葵子

27. 蒲黄具有的功效是

    A. 止血,化瘀,利尿

    B. 止血,温胃,行气

    C. 止血,敛肺,下气

    D. 止血,敛肺,止咳

    E. 止泻,活血,定痛

28. 功能凉血止血,善治尿血的药物是

    A. 仙鹤草

    B. 藕节

    C. 白茅根

    D. 小蓟

    E. 大蓟

29. 下列药物中,能"行血中气滞、气中血滞,专治一身上下诸痛"的是

    A. 独活

    B. 红花

    C. 五灵脂

    D. 延胡索

    E. 当归

30. 性温而能破血行气、通经止痛的药物是

    A. 川芎

    B. 郁金

    C. 姜黄

    D. 丹参

    E. 高良姜

31. 治湿温病湿浊蒙蔽清窍所致窍闭神昏,首选的药组是

    A. 藿香、佩兰

B. 砂仁、豆蔻

C. 郁金、明矾

D. 郁金、石菖蒲

E. 牛黄、地龙

32. 半夏、天南星均不能主治的病证是

    A. 胃火上炎

    B. 湿痰咳嗽

    C. 风痰眩晕

    D. 痈疽肿痛

    E. 瘿瘤痰核

33. 关于夜交藤的主治病证，下列说法错误的是

    A. 心神不宁，失眠多梦

    B. 跌打损伤，血瘀肿痛

    C. 血虚身痛

    D. 风湿痹痛

    E. 皮肤瘙痒

34. 下列药物中，长于治疗痰热闭阻心窍、神昏口噤的是

    A. 牛黄

    B. 金银花

    C. 钩藤

    D. 板蓝根

    E. 丹参

35. 小蓟的主治病证不包括

    A. 疮痈

    B. 尿血

    C. 便秘

    D. 血淋

    E. 热毒

36. 下列方剂不属于汗法范畴的是

    A. 升麻葛根汤

    B. 麻子仁丸

    C. 再造散

    D. 杏苏散

    E. 普济消毒饮

37. 九味羌活汤的组成中不包含的药物是

    A. 细辛、苍术

    B. 防风、白芷

    C. 荆芥、秦艽

    D. 细辛、甘草

    E. 川芎、生地黄

38. 人参在败毒散中的配伍意义是

    A. 补气培土生金

    B. 扶正驱邪外出

    C. 补气以利血行

    D. 补气以助固表

    E. 补气以资汗源

39. 小青龙汤中主要起温肺化饮作用的药物是

    A. 麻黄、细辛

    B. 干姜、细辛

    C. 干姜、细辛、五味子

    D. 桂枝、细辛、法半夏

    E. 麻黄、桂枝、炙甘草

40. 下列泻下剂组成中不含有大黄的是

    A. 调胃承气汤

    B. 麻子仁丸

    C. 黄龙汤

    D. 温脾汤

    E. 济川煎

41. 下列选项中，不属于半夏泻心汤临床表现的是

    A. 心下痞

    B. 呕吐

    C. 按之痛

    D. 苔腻微黄

    E. 肠鸣下利

42. 下列选项中,不属于逍遥散证临床表现的是
    A. 口燥咽干
    B. 两胁作痛
    C. 往来寒热
    D. 乳房胀痛
    E. 脉弦而数

43. 防风在痛泻要方中的配伍意义是
    A. 疏风散寒
    B. 散肝舒脾
    C. 祛风胜湿
    D. 燥湿止痛
    E. 补脾柔肝

44. 犀角地黄汤的功能是
    A. 清热解毒,凉血散瘀
    B. 利血通肺,凉血止血
    C. 清营解毒,透热养阴
    D. 活血祛瘀,行气止痛
    E. 清肝宁肺,凉血止血

45. 以下药物中,在清营汤中起"透热转气"作用的是
    A. 连翘、黄连
    B. 麦冬、金银花
    C. 金银花、黄连
    D. 金银花、连翘
    E. 犀角、生地黄

46. 在龙胆泻肝汤中不能见到的临床表现是
    A. 口苦
    B. 耳聋
    C. 阴肿
    D. 吞酸
    E. 筋痿

47. 清暑益气汤的功能是
    A. 清暑除烦,益气和胃
    B. 清暑益气,养阴生津
    C. 清暑利湿,益气和胃
    D. 清暑益气,和胃止呕
    E. 益气养阴,清透暑热

48. 当归四逆汤中通草的作用是
    A. 通经脉,畅血行
    B. 利水渗湿
    C. 活血利水
    D. 温经散寒
    E. 散寒通络

49. 不属于理中丸主治病证的是
    A. 崩漏
    B. 失眠
    C. 胸痹
    D. 小儿慢惊
    E. 呕吐

50. 四物汤主证的病机是
    A. 肝肾不足
    B. 冲任血虚
    C. 脾不生血
    D. 阴血亏损
    E. 血虚营滞

51. 补中益气汤中配伍黄芪的用意是
    A. 补气固表
    B. 补气升阳
    C. 补气生血
    D. 补气行水
    E. 补气活血

52. 治疗肾虚精关不固而遗精滑泄者,可用
    A. 六味地黄丸
    B. 知柏地黄丸
    C. 桑螵蛸散
    D. 金锁固精丸
    E. 大补阴丸

53.天王补心丹中配伍茯苓的用意是
  A. 利水
  B. 宁心
  C. 健脾
  D. 渗湿
  E. 消痰

54.酸枣仁汤的功用是
  A. 养心安神,滋阴补肾
  B. 补肾宁心,益智安神
  C. 养血安神,清热除烦
  D. 养心安神,和中缓急
  E. 滋阴清热,养血安神

55.下列各项,对开窍剂使用注意事项描述错误的是
  A. 中病即止
  B. 孕妇慎用
  C. 多加热煎煮
  D. 辨明闭证脱证
  E. 辨明病性属寒属热

56.苏合香丸的主要功能是
  A. 开窍定惊,辟秽解毒
  B. 开窍定惊,辟秽化浊
  C. 芳化湿浊,安神定惊
  D. 芳香开窍,定惊安神
  E. 芳香开窍,行气止痛

57.同时存在于苏子降气汤和定喘汤中的饮片是
  A. 苏子、甘草
  B. 苏子、苦杏仁
  C. 厚朴、苦杏仁
  D. 半夏、黄芩
  E. 当归、甘草

58.血府逐瘀汤证的发热特征是
  A. 午后低热
  B. 入暮潮热
  C. 身热夜甚
  D. 日晡潮热
  E. 夜热早凉

59.养阴清肺汤的君药是
  A. 生地黄
  B. 麦冬
  C. 麦冬、生地黄
  D. 枇杷叶
  E. 麦冬、枇杷叶

60.苍术在平胃散中的作用是
  A. 燥湿运脾
  B. 补气健脾
  C. 渗湿健脾
  D. 发汗祛湿
  E. 健脾助运

二、B 型题（标准配伍题）

答题说明

以下提供若干组考题,每组考题共用在考题前列出的 A、B、C、D、E 五个备选答案。请从中选择一个与问题关系最密切的答案。某个备选答案可能被选择一次、多次或不被选择。

（61～62 题共用备选答案）
  A.归心经
  B.归肝经
  C.归脾经
  D.归肺经

  E.归肾经
61.朱砂能治疗心悸失眠,具有重镇安神之功,其归经是
62.杏仁能治疗胸闷喘咳,具有止咳平喘之功,其归经是

(63~64 题共用备选答案)

A. 乌头

B. 甘草

C. 三棱

D. 芒硝

E. 藜芦

63. 不宜与瓜蒌同用的药物是

64. 不宜与牙硝同用的药物是

(65~66 题共用备选答案)

A. 贝壳、甲壳、化石及多种矿物药

B. 芳香性药物

C. 某些粉末状药物及细小的植物种子药物

D. 较贵重的药物

E. 胶质的药物

65. 入汤剂宜先煎的药物是

66. 入汤剂宜布包煎的药物是

(67~68 题共用备选答案)

A. 柴胡、葛根、升麻

B. 薄荷、蝉蜕、牛蒡子

C. 羌活、防风、藁本

D. 白芷、苍耳子、辛夷

E. 桑叶、菊花、蔓荆子

67. 具有疏散风热透疹功效的药物是

68. 具有发散风热升阳功效的药物是

(69~70 题共用备选答案)

A. 退虚热,凉血,解暑,截疟

B. 退虚热,除疳热,清湿热

C. 清虚热,除疳热

D. 清热燥湿,泻火解毒,退虚热

E. 和解退热,疏肝解郁,升举阳气

69. 银柴胡具有的功效是

70. 胡黄连具有的功效是

(71~72 题共用备选答案)

A. 寒积便秘

B. 热积便秘

C. 阳虚便秘

D. 肠燥便秘

E. 虫积便秘

71. 郁李仁的主治病证是

72. 火麻仁的主治病证是

(73~74 题共用备选答案)

A. 丝瓜络

B. 鹿衔草

C. 豆蔻

D. 木瓜

E. 蚕沙

73. 具有祛风、通络、活血功效的药物是

74. 具有祛风湿、强筋骨、止血功效的药物是

(75~76 题共用备选答案)

A. 虎杖

B. 茵陈

C. 茯苓

D. 薏苡仁

E. 木通

75. 有利湿退黄、活血功效的药物是

76. 有利水渗湿、健脾除痹功效的药物是

(77~78 题共用备选答案)

A. 茯苓

B. 猪苓

C. 泽泻

D. 薏苡仁

E. 滑石

77. 具有利水消肿、渗湿功效的药物是

78. 具有利水渗湿、泄热功效的药物是

(79~80 题共用备选答案)

A. 细辛

B. 花椒

C. 丁香

D. 小茴香

E. 高良姜

79. 具有散寒止痛、温肺化饮功效的药物是

80. 具有温中止痛、杀虫功效的药物是

（81～82题共用备选答案）

    A. 莱菔子

    B. 谷芽

    C. 山楂

    D. 麦芽

    E. 鸡内金

81. 食积兼胆结石，最佳的选择是

82. 食积兼瘀血痛经，最佳的选择是

（83～84题共用备选答案）

    A. 白茅根

    B. 苎麻根

    C. 侧柏叶

    D. 血余炭

    E. 仙鹤草

83. 治疗胃热呕哕，首选的药物是

84. 治疗血痢及久病泻痢，首选的药物是

（85～86题共用备选答案）

    A. 疏肝破气，消积化滞

    B. 理气健脾，燥湿化痰

    C. 理气散结，疏肝行滞

    D. 破气消积，化痰消痞

    E. 疏肝理气，散结消痞

85. 青皮的功效是

86. 枳实的功效是

（87～88题共用备选答案）

    A. 郁金、石菖蒲

    B. 乳香、没药

    C. 穿山甲、王不留行

    D. 益母草、泽兰

    E. 水蛭、虻虫

87. 外科跌打损伤瘀血肿痛，首选的药组是

88. 湿温病，湿浊蒙蔽清窍，神志不清，首选的

药组是

（89～90题共用备选答案）

    A. 既能燥湿化痰，又能降逆止呕

    B. 既能燥湿化痰，又能祛风止痉

    C. 既能燥湿化痰，又能解毒散结

    D. 既能燥湿化痰，又能理气调中

    E. 既能燥湿化痰，又能散结消肿

89. 半夏具有的功效是

90. 天南星具有的功效是

（91～92题共用备选答案）

    A. 半夏

    B. 瓜蒌

    C. 白芥子

    D. 川贝母

    E. 桔梗

91. 痰盛壅肺，宜选用的药物是

92. 痰热咳嗽，宜选用的药物是

（93～94题共用备选答案）

    A. 墨旱莲

    B. 石斛

    C. 龙眼肉

    D. 麦冬

    E. 天冬

93. 有养肺胃之阴、除烦安神功效的药物是

94. 有养胃肾之阴、生津除热功效的药物是

（95～96题共用备选答案）

    A. 理中丸

    B. 健脾丸

    C. 四君子汤

    D. 参苓白术散

    E. 枳实消痞丸

95. 治疗脾虚湿盛之泄泻，首选的方剂是

96. 治疗脾虚食积之泄泻，首选的方剂是

(97~98题共用备选答案)

A.藿香正气散

B.香薷散

C.六一散

D.桂苓甘露饮

E.不换金正气散

97.治疗外感于寒,内伤暑湿之证,宜选用

98.治疗外感于寒,内伤湿滞之重症,宜选用

(99~100题共用备选答案)

A.苓桂术甘汤

B.真武汤

C.实脾散

D.五苓散

E.猪苓汤

99.某男,47岁,胸胁支满,目眩心悸,短气而咳,舌苔白滑,脉弦滑。宜选用

100.某女,60岁,水肿,身半以下肿甚,手足不温,口中不渴,胸腹胀满,大便溏,舌苔白腻,脉沉弦而迟。宜选用

一、A 型题（单句型最佳选择题）

1."感冒"指的是
A. 证候
B. 体征
C. 症状
D. 病
E. 状态

2."益火之源,以消阴翳"体现的治法是
A. 阴病治阳
B. 阳病治阴
C. 热者寒之
D. 寒者热之
E. 阳中求阴

3.肝的阴阳属性是
A. 阳中之阳
B. 阳中之阴
C. 阴中之阴
D. 阴中之阳
E. 阴中之至阴

4.按五行相生规律,肺之"母脏"是
A. 肝
B. 心
C. 脾
D. 肾
E. 三焦

5.五行相侮的基本概念是
A. 某行之气亢盛传及母脏
B. 某行之气亢盛传及子脏
C. 某行之气虚衰传及"所胜"
D. 某行之气亢盛侵及"所不胜"
E. 某行之气虚衰传及子脏

6.病久必累及的脏腑是
A. 心
B. 肺
C. 脾
D. 肝
E. 肾

7."太仓"指的是
A. 胆
B. 胃
C. 小肠
D. 大肠
E. 膀胱

8.五脏关系中主要体现在气血方面的两脏是
A. 心与肺
B. 心与肾
C. 肺与脾
D. 脾与肾
E. 肺与肾

9.对全身水液代谢起主宰作用的是
A. 小肠之泌别清浊
B. 肺之通调水道
C. 脾之运化水液
D. 肾之蒸腾气化
E. 肝之疏泄功能

10.与肺相表里的腑是
A. 胃
B. 胆
C. 小肠
D. 大肠
E. 膀胱

11. 下列五脏配合关系中,被称为"水火既济"
    的是
    A. 心、肾
    B. 心、肝
    C. 心、脾
    D. 肺、肾
    E. 脾、肾

12. 具有抗惊厥、解热镇痛、降温等中枢抑制作
    用的药物是
    A. 清热药
    B. 温里药
    C. 补益药
    D. 活血化瘀药
    E. 止血药

13. 被称为"中精之府"的是
    A. 脑
    B. 髓
    C. 骨
    D. 脉
    E. 胆

14. 中药药理学的研究内容是
    A. 中药和机体相互作用及作用规律
    B. 分离中药的有效成分
    C. 鉴定中药的有效成分
    D. 研究中药有效成分的理化性质
    E. 鉴定中药的品种

15. 下列不是妊娠禁忌的药物的是
    A. 桃仁
    B. 大黄
    C. 附子
    D. 肉桂
    E. 黄芩

16. 黄连与连翘同用抗感染的配伍方法是
    A. 单行

    B. 相须
    C. 相畏
    D. 相杀
    E. 相反

17. 治疗突发性耳聋的药物是
    A. 麻黄
    B. 桂枝
    C. 柴胡
    D. 葛根
    E. 细辛

18. 青蒿素抗疟作用的特点是
    A. 速效、高效、毒性较大
    B. 速效、高效、毒性较小
    C. 速效、高效、毒性较大、作用时间短
    D. 速效、高效、毒性较小、作用时间长
    E. 速效、高效、复发率低

19. 葛根素对心血管系统的效应主要来源于其
    所含的
    A. 葛根黄酮
    B. 葛根素
    C. 大豆苷
    D. 大豆苷元
    E. β - 谷固醇

20. 下列关于黄芩对免疫功能影响的叙述,错
    误的是
    A. 黄芩具有稳定肥大细胞膜,减少炎症性
       介质释放的作用
    B. 黄芩具有抗免疫反应作用,尤其对Ⅰ型
       变态反应作用显著
    C. 黄芩苷抑制小鼠被动皮肤过敏反应的作
       用强于黄芩苷锌
    D. 黄芩具有影响花生四烯酸代谢的作用
    E. 黄芩具有提高机体免疫功能的作用

21. 具有抗实验性肾结石作用的药物是

A.党参

B.泽泻

C.厚朴

D.葛根

E.茯苓

22.下列关于附子中毒症状的叙述,错误的是

A.恶心、呕吐、腹痛、腹泻

B.头昏眼花

C.口舌、四肢及全身发麻

D.畏寒

E.白细胞减少

23.能使子宫平滑剂张力降低的药物是

A.枳实

B.枳壳

C.陈皮

D.香附

E.木香

24.有保护胃黏膜作用的药物是

A.白茅根

B.白及

C.紫珠

D.蒲黄

E.茜草

25.下列关于蒲黄的药理作用,错误的是

A.止血

B.抗血小板聚集

C.扩张血管、降血压

D.抗心肌缺血

E.抑制子宫

26.含有消旋四氢巴马汀的药物是

A.益母草

B.丹参

C.莪术

D.红花

E.延胡索

27.活血化瘀药的药理作用是

A.提高血小板的表面活性,增加血小板的黏附和聚集

B.促进血液凝固因子的生成,促进凝血过程

C.增加纤维酶,但不能促进已形成的纤维蛋白溶解

D.改善血液流动学

E.增加毛细血管通透性,促进微血管周围渗血,改善局部组织血液循环

28.下列关于具有抗血栓作用的药物,错误的是

A.丹参

B.川芎

C.延胡索

D.益母草

E.莪术

29.桔梗对心血管系统的作用是

A.收缩血管

B.升高血压

C.兴奋心脏

D.扩张血管

E.加快心率

30.人参有延缓衰老作用的机制是

A.提高脑内单胺氧化酶 B 活性

B.提高超氧化物歧化酶活性

C.增高体内氧自由基含量

D.增高神经细胞膜流动性

E.提高脑组织 5 – HT 含量

31.有糖皮质激素样作用的是

A.白术

B.人参

C.黄芪

D. 甘草

E. 当归

A. 干姜

B. 茵陈

C. 甘草

D. 黄连

E. 厚朴

32. 具有抗骨质疏松作用的药物是

    A. 麦冬

    B. 鹿茸

    C. 党参

    D. 甘草

    E. 白术

38. 下列关于苦参的药理作用,错误的是

    A. 抗病原微生物

    B. 抗炎

    C. 抗过敏

    D. 抗溃疡

    E. 抗肿瘤

33. 不良反应可用安体舒通缓解的药物是

    A. 党参

    B. 人参

    C. 黄芪

    D. 甘草

    E. 鹿茸

39. 药事管理所属的学科是

    A. 药学

    B. 管理学

    C. 经济学

    D. 社会药学

    E. 药物经济学

34. 与收涩药"收敛"功效有关的成分是

    A. 鞣质

    B. 蛋白质

    C. 生物碱

    D. 苷类

    E. 挥发油

40. 当前实施药品分类管理的特点是

    A. 关联面广

    B. 情况复杂,难度大

    C. 难度小,情况简单

    D. 具有开拓性

    E. 关联面广,情况复杂,难度大,具有开拓性

35. 有抗阴道滴虫作用的驱虫药是

    A. 南瓜子

    B. 苦楝皮

    C. 槟榔

    D. 川楝子

    E. 使君子

41. 执业药师资格考试的日常管理部门是

    A. 国家食品药品监督管理部门

    B. 国家人事部门

    C. 国家药品监督管理部门和人事部门

    D. 省级药品监督管理部门

    E. 省级人事部门

36. 三七止血的有效成分是

    A. 人参皂苷 Rb

    B. 人参皂苷 Rg

    C. 槲皮素

    D. 三七黄酮 B

    E. 三七氨酸

42. 世界卫生组织的简称是

    A. FDA

    B. DFA

    C. SFCA

37. 可防治龋齿的是

D. WHO

E. DEA

43.《野生药材资源保护管理条例》对野生药材资源的保护分为

A. 一级管理

B. 二级管理

C. 三级管理

D. 四级管理

E. 五级管理

44. 中药材生产质量管理规范的简称

A. GMP

B. GAP

C. GCP

D. GLP

E. GPP

45. 广义的中药包括

A. 植物类药材、动物类药材、矿物类药材

B. 药材、饮片、中成药

C. 天然药物、各民族医药

D. 原料药、人工制成品

E. 道地药材、非道地药材

46. 属于我国生产的第二类精神药品品种的是

A. γ - 羟丁酸

B. 咖啡因

C. 丁丙诺啡

D. 三唑仑

E. 美沙酮

47. 毒性药品的包装容器上必须印有

A. 专门标志

B."毒"字

C. 特殊图案

D. 彩色标志

E. 毒药标志

48. 按"临床必需、安全有效、价格合理、使用方便、中西药并重"原则遴选的药品目录是

A. 非处方药

B. 传统药

C. 处方药

D. 国家基本药物

E. 基本医疗保险用药

49. 消费者对非处方药有

A. 选购权

B. 判断能力

C. 识别能力

D. 有权自主选购,并需要按非处方药标签和说明书所示内容使用

E. 看懂非处方药说明书

50. 药品不良反应报告和监测是指

A. 药品不良反应的发现过程

B. 药品不良反应的发现、报告过程

C. 药品不良反应的报告和控制过程

D. 药品不良反应的发现、报告、评价和控制过程

E. 药品不良反应的评价和控制过程

51. 对药品养护时库房温湿度的记录要求是

A. 每天上午一次

B. 每天上午两次

C. 每天上、下午定时各一次

D. 每天下午一次

E. 每天下午定时各两次

52. 依照国家对药品标签、说明书管理的要求,药品标签、说明书必须用中文显著标示药品的

A. 通用名称

B. 商品名称

C. 别名

D. 化学名称

E. 汉语拼音名称

53. 关于实行市场调节价的药品,下列说法不正确的是
    A. 应当按照公平、合理和诚实信用、质价相符的原则制定价格
    B. 应当遵守国务院价格主管部门关于药价管理的规定,制定和标明药品零售价格
    C. 是除依法实行政府定价、政府指导价以外的药品定价方式
    D. 药品经营企业不得自行改变药品价格
    E. 禁止暴利和损害用药者利益的价格欺诈行为

54. 药品管理法立法的宗旨和核心目的是
    A. 卫生资源的合理使用
    B. 药品的合理布局
    C. 药品监督机构的健全和科学管理
    D. 维护人民身体健康和用药的合法权益
    E. 维护医药工作者的合法权益

55. 药品说明书中所列的【有效期】系指该药品被批准的
    A. 贮藏期限
    B. 使用期限
    C. 安全期限
    D. 生产日期
    E. 销售期限

56. 公民的作品,其发表权、使用权和获得报酬权的保护期为作者终生及其死亡后
    A. 5 年
    B. 10 年
    C. 20 年
    D. 30 年
    E. 50 年

57. 药品库存养护中如发现质量问题,应
    A. 悬挂明显标志并暂停发货,尽快通知质

量管理机构予以处理
    B. 有明显标志
    C. 进行抽样送检
    D. 及时记录并建立色标管理
    E. 及时向药品监督管理部门报告

58. 《药品不良反应报告和监测管理办法》的适用范围是
    A. 中药生产基地、药品研发基地、疾控中心
    B. 乡镇卫生院、药品经营企业、药品检验机构
    C. 药品生产企业、药品经营企业、药物临床前研究基地
    D. 药品批发企业、医疗门诊部、新药研发机构
    E. 医疗机构、药品经营企业、药品生产企业

59. Ⅱ期临床试验是
    A. 初步的临床药理学及人体安全性评价试验
    B. 治疗作用初步评价阶段
    C. 治疗作用确证阶段
    D. 新药上市后应用研究阶段
    E. 为制定给药方案提供依据的阶段

60. 根据《处方药与非处方药分类管理办法(试行)》,下列叙述正确的是
    A. 处方药需经批准方可在中央电视台进行广告宣传
    B. 非处方药无需批准即可直接在《中国医药报》上进行广告宣传
    C. 处方药只可在医疗机构使用
    D. 非处方药经批准可在《光明日报》上进行广告宣传
    E. 非处方药的标签和说明书须经省级药品监督管理部门批准

二、B 型题 （标准配伍题）

答题说明

以下提供若干组考题，每组考题共用在考题前列出的 A、B、C、D、E 五个备选答案。请从中选择一个与问题关系最密切的答案。某个备选答案可能被选择一次、多次或不被选择。

（61～62 题共用备选答案）

A. 心

B. 肺

C. 脾

D. 肝

E. 肾

61. 被称为"阳中之阳"的脏是

62. 被称为"阴中之阳"的脏是

（63～64 题共用备选答案）

A. 青

B. 赤

C. 黄

D. 白

E. 黑

63. 属于"水"的五色是

64. 属于"金"的五色是

（65～66 题共用备选答案）

A. 木

B. 水

C. 金

D. 火

E. 土

65. 金的子行为

66. 火的母行为

（67～68 题共用备选答案）

A. 爪

B. 齿

C. 唇

D. 发

E. 舌

67. 被称为"血之余"的是

68. 被称为"筋之余"的是

（69～70 题共用备选答案）

A. 气的推动作用

B. 气的温煦作用

C. 气的固摄作用

D. 气的防御作用

E. 气的气化作用

69. 血液能正常运行于脉内而不溢出脉外，主要是通过

70. 具有防止血、津液等液态物质无故流失作用的是

（71～72 题共用备选答案）

A. 面额部

B. 头侧部

C. 头顶部

D. 后头部

E. 面颊部

71. 少阳经在头部的运行部位是

72. 阳明经在头部的运行部位是

（73～74 题共用备选答案）

A. 风

B. 寒

C. 暑

D. 湿

E. 燥

73. 易侵犯上部的病邪是

74. 易侵犯下部的病邪是

（75～76 题共用备选答案）

A. 开泄

B. 火热

C. 炎上

D. 黏滞

E. 凝滞

75. "暑为阳邪" 的特性是

76. "火为阳邪" 的特性是

(77 ~ 78 题共用备选答案)

A. 肝

B. 心

C. 脾

D. 肺

E. 肾

77. 七情分属五脏,悲属

78. 七情分属五脏,喜属

(79 ~ 80 题共用备选答案)

A. 邪气偏盛

B. 正气不足

C. 邪盛正衰

D. 正盛邪衰

E. 正虚邪恋

79. 疾病发生的重要条件是

80. 疾病发生的内在根据是

(81 ~ 82 题共用备选答案)

A. 阴盛则寒

B. 阴损及阳

C. 阳虚则寒

D. 阴盛格阳

E. 阳盛格阴

81. 邪热内盛,反见寒象的病机是

82. 阴寒内盛,反见热象的病机是

(83 ~ 84 题共用备选答案)

A. 实热证

B. 虚热证

C. 血瘀证

D. 戴阳证

E. 血虚证

83. 久病重病面色苍白,而颧颊部嫩红如妆,属

84. 病人满面通红者,属

(85 ~ 86 题共用备选答案)

A. 谵语

B. 郑声

C. 独语

D. 错语

E. 太息

85. 神识不清,语言重复,时断时续,语音低弱,为

86. 神识不清,语无伦次,声高有力,为

(87 ~ 88 题共用备选答案)

A. 扶正

B. 祛邪

C. 扶正祛邪

D. 先扶正后祛邪

E. 先祛邪后扶正

87. 邪实为主而正气未衰者,应采取的治则是

88. 正虚邪实而正虚为主者,应采取的治则是

(89 ~ 90 题共用备选答案)

A. 香附

B. 熟地黄

C. 麝香

D. 茯苓

E. 柴胡

89. 可用于治疗水肿的是

90. 有促进造血功能的是

(91 ~ 92 题共用备选答案)

A. 党参

B. 何首乌

C. 熟地黄

D. 枸杞子

E. 冬虫夏草

91. 具有润肠通便作用的药物是

92. 具有平喘作用的药物是

(93～94题共用备选答案)

A. 应当付炮制品

B. 必须经2人以上复核无误

C. 凭医生签名的正式处方

D. 凭盖有医师所在医疗单位公章的正式处方

E. 可不凭处方《医疗用毒性药品管理办法》规定

93. 医疗单位供应和调配毒性药品

94. 对处方未注明"生用"的毒性中药

(95～96题共用备选答案)

A. 一级召回是指

B. 二级召回是指

C. 三级召回是指

D. 药品召回是指

E. 安全隐患是指

95. 使用该药品可能引起暂时的或者可逆的健康危害的

96. 使用该药品可能引起严重健康危害的

(97～98题共用备选答案)

A. 文字作品

B. 音乐

C. 曲艺

D. 摄影作品

E. 货源标记

97. 属于工业产权的是

98. 是人们在生产活动中基于智力的创造性劳动所产生的一种特殊权利

(99～100题共用备选答案)

A. 药品名称

B. 用法用量

C. 生产批号

D. 批准文号

E. 规格

99. 中药制剂内包装标签内容不包括

100. 中药制剂大包装标签内容不包括

一、A 型题（单句型最佳选择题）

答题说明

以下每一道考题下面有 A、B、C、D、E 五个备选答案。请从中选择一个最佳答案。

1. 以行气解郁、调经散结为主的药物是
   A. 生香附
   B. 醋香附
   C. 四制香附
   D. 酒香附
   E. 香附炭

2. 不属于降低或消除药物毒副作用的是
   A. 枇杷叶去毛
   B. 斑蝥去油制霜
   C. 川乌煮制
   D. 黄芩蒸制
   E. 蕲蛇去头

3. 需要去瓤的药材是
   A. 枳壳
   B. 乌梅
   C. 党参
   D. 五味子
   E. 麻黄

4. 杜仲盐炙的火候要求是
   A. 中火炒干
   B. 武火炒至表面发黑
   C. 中火炒至颜色加深、丝易断
   D. 文火炒干
   E. 文火炒至表面深黄色

5. 乳香醋炙时，药量与醋的比例为
   A. 100：25
   B. 100：20
   C. 100：15
   D. 100：10
   E. 100：5

6. 首乌蒸制后减弱了滑肠致泻的副作用,其原因是
   A. 蒽醌衍生物含量升高
   B. 蒽醌衍生物含量降低
   C. 结合型蒽醌水解成游离型蒽醌
   D. 卵磷脂含量增加
   E. 卵磷脂含量降低

7. 采用先炒药,后加盐水的方法炮制的药物是
   A. 补骨脂
   B. 益智仁
   C. 续断
   D. 黄柏
   E. 知母

8. 长于活血化瘀的是
   A. 焦山楂
   B. 山楂
   C. 白术
   D. 山楂炭
   E. 山药

9. 既能祛风湿、通经络,又能降压、解毒的药物是
   A. 独活
   B. 豨莶草
   C. 络石藤
   D. 忍冬藤
   E. 桑寄生

10. 苍术麸炒的操作方法不包括下列哪一项
    A. 热锅投入麦麸
    B. 中火
    C. 待麦麸炒至灵活状态后投药

D.待麦麸冒烟时投药

E.炒至深黄色时取出,筛去麦麸

11.石决明煅制后增强了

A.收湿敛疮作用

B.固涩收敛、明目作用

C.止血作用

D.解毒止痒作用

E.散瘀止痛作用

12.风寒表实证宜选用

A.麻黄

B.麻黄根

C.蜜麻黄

D.麻黄绒

E.蜜麻黄绒

13.宜用中火炒炭的药物是

A.蒲黄

B.山楂

C.地榆

D.干姜

E.栀子

14.不属于药物炒黄"火候"的是

A.药物较原色加深

B.发泡鼓起

C.有固有气味逸出

D.表面焦黑色,内部焦褐色

E.表面黄色或棕黄色

15.治疗血虚便溏、腹中时痛宜选用

A.生当归

B.酒当归

C.土炒当归

D.麸炒当归

E.当归炭

16.砂炒后便于除去绒毛的药材是

A.当归

B.鸡内金

C.狗脊

D.枇杷叶

E.鳖甲

17.要求去粗皮并盐炙的是

A.杜仲、肉桂

B.黄柏、厚朴

C.杜仲、黄柏

D.黄柏、知母

E.知母、巴戟天

18.临床一般不生用,多用醋炙品的是

A.延胡索

B.川芎

C.补骨脂

D.柴胡

E.香附

19.制备西瓜霜时,每100kg西瓜用芒硝

A.5kg

B.10kg

C.15kg

D.20kg

E.25kg

20.苦杏仁去皮的炮制条件是

A.10 倍量沸水,加热 5 分钟

B.5 倍量沸水,加热 10 分钟

C.5 倍量清水,加热 5 分钟

D.10 倍量沸水,加热 15 分钟

E.15 倍量沸水,加热 20 分钟

21.酒蒸后可减少副作用的是

A.肉苁蓉

B.女贞子

C.黄精

D.地黄

E. 五味子

22. 采用渗析制霜的是
    A. 巴豆霜
    B. 千金子霜
    C. 西瓜霜
    D. 柏子仁霜
    E. 瓜蒌子霜

23. 蜜炙后可矫味、减轻呕吐副作用的药物是
    A. 百部
    B. 马兜铃
    C. 蕲蛇
    D. 瓜蒌
    E. 款冬花

24. 通过炮制改变药物作用趋势的是
    A. 姜厚朴
    B. 炒栀子
    C. 醋五味子
    D. 盐补骨脂
    E. 炒莱菔子

25. 除去饮片中混有的铁屑的方法是
    A. 挑选
    B. 筛选
    C. 风选
    D. 水选
    E. 磁选

26. 黄柏宜切
    A. 薄片
    B. 宽丝
    C. 段
    D. 细丝
    E. 厚片

27. 自然铜煅淬后
    A. 增强了散瘀止痛作用

B. 增强了收敛生肌作用
C. 增强了止血作用
D. 增强了收湿止痒作用
E. 增强了补血作用

28. 蒲黄炒阿胶长于
    A. 疏肝助脾
    B. 止血安络
    C. 益肺润燥
    D. 破血逐瘀
    E. 滋阴补血

29. 大黄酒炙时的辅料用量为
    A. 10kg/100kg
    B. 20kg/100kg
    C. 30kg/100kg
    D. 40kg/100kg
    E. 50kg/100kg

30. 使用白酒浸渍的药物是
    A. 续断
    B. 蟾酥
    C. 川芎
    D. 蕲蛇
    E. 白芍

31. 淫羊藿的炮制方法为
    A. 酒炙
    B. 蜜炙
    C. 羊脂油炙
    D. 麻油炙
    E. 姜炙

32. 药物炒爆的目的是
    A. 生升熟降
    B. 破酶保苷
    C. 降低毒性
    D. 改变药性
    E. 便于粉碎和煎出有效成分

33. 大黄炒炭的目的是
    A. 清肝明目
    B. 引药上行
    C. 引药入肝
    D. 清上焦实热
    E. 增强止血作用

34. 下列哪一项不属于中药材产地加工的目的
    A. 利于药材商品规格标准化
    B. 利于运输
    C. 便于保存药材的有效成分,保证药材质量
    D. 利于提高药材的产量
    E. 利于储藏与保管

35. 中药鉴定取样时,平均样品的量一般不得少于实验用量的
    A. 2 倍
    B. 3 倍
    C. 5 倍
    D. 6 倍
    E. 9 倍

36. 川芎的气味为
    A. 气香,味苦、辛
    B. 气香,味甘、辣
    C. 香气浓郁,味苦、辛,稍麻舌,微回甜
    D. 气微,味苦,麻舌
    E. 气微,味淡

37. 含乳管的中药有
    A. 人参
    B. 川芎
    C. 白芷
    D. 党参
    E. 柴胡

38. 单子叶植物根及根茎断面有一圈环纹,该环纹是
    A. 形成层
    B. 木质部
    C. 石细胞层
    D. 内皮层
    E. 纤维群

39. 葛根药材的性状特征不包括
    A. 横切面类白色
    B. 外皮淡棕色
    C. 外皮光滑
    D. 味微甜
    E. 断面纤维性强

40. 下列药材的性状鉴别特征用"鹦哥嘴"来形容的是
    A. 三七
    B. 白芷
    C. 防风
    D. 银柴胡
    E. 天麻

41. 药材断面呈红棕色或黄棕色,显颗粒性,髓部有星点。该药材是
    A. 茜草
    B. 盐附子
    C. 何首乌
    D. 拳参
    E. 大黄

42. 通草的药用部位为
    A. 全草
    B. 茎
    C. 茎髓
    D. 根
    E. 地上部分

43. 来源于五加科植物的药材是
    A. 通草
    B. 川木通

C. 小通草

D. 苏木

E. 沉香

44. 花粉粒极面观呈三角形,有 3 个副合沟。该药材是

A. 金银花

B. 红花

C. 丁香

D. 洋金花

E. 西红花

45. 西红花药材的药用部位是

A. 花

B. 花序

C. 花蕾

D. 花粉

E. 柱头

46. 来源于菊科,以未开放的头状花序入药的药材为

A. 辛夷

B. 丁香

C. 金银花

D. 菊花

E. 款冬花

47. 含有挥发油、脂肪油及强心成分的药材是

A. 木瓜

B. 槟榔

C. 小茴香

D. 补骨脂

E. 葶苈子

48. 以种子入药的药材是

A. 女贞子

B. 枸杞子

C. 五味子

D. 金樱子

E. 马钱子

49. 除下列哪一项外均为五味子药材的性状特征

A. 呈不规则的圆球形或扁球形

B. 外皮紫红色或暗红色,皱缩显油性

C. 果肉柔软,内含肾形种子 1~2 粒

D. 种皮薄而脆,较易碎,种仁呈钩状

E. 果肉味酸而甜,嚼之有麻辣感

50. 果皮表面可见下凹油点和点状突起的药材是

A. 金樱子

B. 五味子

C. 栀子

D. 山楂

E. 吴茱萸

51. 以果实入药的药材是

A. 沙苑子

B. 决明子

C. 车前子

D. 枸杞子

E. 莱菔子

52. 紫花地丁药材的性状特征不包括

A. 主根长圆锥形

B. 叶柄细,上部具明显狭翅

C. 叶基生,叶片披针形或卵状披针形

D. 花紫色或淡棕色,无距,蒴果椭圆形

E. 气微,味微苦而稍黏

53. 下列哪项不是灵芝(赤芝)的性状特征

A. 菌盖半圆形、肾形,具环状棱纹和放射状皱纹

B. 菌盖与菌柄表面紫黑色,有光泽,菌肉锈褐色

C. 皮壳边缘薄,常向内卷曲

D. 气微香,味微苦涩

E. 菌柄扁圆柱形,红褐色至紫褐色,有漆样
光泽

54. 主要成分为树脂的药材是
   A. 乳香
   B. 血竭
   C. 阿魏
   D. 没药
   E. 松香

55. 药材蜈蚣的鉴别特征不包括下列哪一项
   A. 扁平长条状,头部暗红色
   B. 躯干部除第一背板外,均为棕绿色或墨
   绿色,有光泽
   C. 从第一节开始,每节两侧有步足1对
   D. 步足黄色或红褐色,弯成钩形
   E. 气微,有特殊刺鼻的臭气,味辛、微咸

56. "方胜纹"的含义是
   A. 蕲蛇背部两侧各有黑褐色与浅棕色组成
   的"V"形斑纹17~25个,其"V"形的两
   上端在背中线上相接所形成的斑纹
   B. 蕲蛇背部两侧各有红褐色与黄色组成的
   "V"形斑纹17~25个,其"V"形的两上
   端在背中线上相接所形成的斑纹
   C. 蕲蛇背部两侧各有灰褐色与黄白色组成
   的"V"形斑纹17~25个,其"V"形的两
   上端在背中线上相接所形成的斑纹
   D. 乌梢蛇背部的红棕色菱方形斑纹
   E. 乌梢蛇背部的棕褐色菱方形斑纹

57. 石膏药材的主要化学成分是
   A. 含水碳酸钙
   B. 含水硫酸钙
   C. 硫酸钙
   D. 碳酸钙
   E. 无水硫酸钠

58. 药材地骨皮的原植物科名是
   A. 樟科
   B. 毛茛科
   C. 茄科
   D. 豆科
   E. 芸香科

59. 肉桂药材商品中的企边桂是指
   A. 5~6年生幼树的干皮自然卷曲而成
   B. 老年树最下部近地面的干皮加压而成
   C. 加工过程中的碎块
   D. 10年生以上的干皮,将两端削成斜面,
   突出桂心,压成浅槽状
   E. 5~6年生优质干皮,将两边内卷压制成
   槽状

60. 粉末镜检可见草酸钙针晶存在于黏液细胞
   中,含大量淀粉粒且有环纹导管和螺纹导
   管的药材是
   A. 苍术
   B. 厚朴
   C. 石菖蒲
   D. 半夏
   E. 大黄

二、B型题(配伍选择题)

答题说明

以下提供若干组考题,每组考题共用在考题前列出的A、B、C、D、E五个备选答案。请从
中选择一个与问题关系最密切的答案。某个备选答案可能被选择一次、多次或不被选择。

(61~62题共用备选答案)
A. 生半夏

B. 姜半夏
C. 法半夏

D.清半夏

E.半夏曲

61.因其有毒,多外用的是

62.用发酵法制备的是

(63~64题共用备选答案)

A.漂洗

B.麸炒

C.酒炙

D.醋炙

E.蜜炙

63.蕲蛇矫臭矫味的方法是

64.柴胡常用的炮制方法是

(65~66题共用备选答案)

A.碾捣

B.制绒

C.朱砂拌衣

D.揉搓

E.青黛拌衣

65.为增强宁心安神作用,远志宜

66.为便于调配和制剂,矿物类药物宜

(67~68题共用备选答案)

A.淋法

B.洗法

C.泡法

D.漂法

E.润法

67.果皮类药材常采用的软化方法是

68.用盐腌制过的药材常采用的水处理方法是

(69~70题共用备选答案)

A.生大黄

B.酒大黄

C.熟大黄

D.大黄炭

E.清宁片

69.清上焦实热宜选用

70.泻下作用峻烈的是

(71~72题共用备选答案)

A.清热生津,凉血止血

B.清热凉血,养阴生津

C.滋阴补血,益精填髓

D.凉血止血

E.补血止血

71.生地黄的功能是

72.熟地黄的功能是

(73~74题共用备选答案)

A.外果皮散有油细胞,种皮外层为一列径向延长的石细胞

B.外果皮散有油细胞,中果皮含大量油室及簇晶

C.外果皮散有油细胞,栅状石细胞内含硅质块

D.外果皮为石细胞层,中果皮含大量油室及簇晶

E.内果皮为镶嵌状细胞;胚乳细胞多角形,含糊粉粒,每个糊粉粒中含细小草酸钙簇晶

73.小茴香药材的显微鉴别特征是

74.五味子药材的显微鉴别特征是

(75~76题共用备选答案)

A.伞形科

B.五加科

C.桔梗科

D.石竹科

E.豆科

75.北沙参药材来源于

76.南沙参药材来源于

(77~78题共用备选答案)

A.夹竹桃科

B.豆科

C.蔷薇科

D.水龙骨科

E.十字花科

77.番泻叶来源于

78.枇杷叶来源于

(79~80题共用备选答案)

A.夹竹桃科

B.豆科

C.菊科

D.水龙骨科

E.十字花科

79.石韦来源于

80.艾叶来源于

(81~82题共用备选答案)

A.子座中央充满菌丝,每个子囊内有2~8个线形子囊孢子;子座具不育顶端

B.菌丝细长,有分枝,无色或棕色,不含草酸钙结晶及淀粉粒

C.菌丝大多无色,含草酸钙结晶

D.子座中央充满菌丝,每个子囊内有2~8个线形子囊孢子;子座具能育顶端

E.菌丝大多无色,含草酸钙结晶及淀粉粒极多,还有少量纤维

81.冬虫夏草药材的显微鉴别特征是

82.茯苓药材的显微鉴别特征是

(83~84题共用备选答案)

A.金钱草

B.广藿香

C.石斛

D.薄荷

E.穿心莲

83.主产于江苏、浙江,有清凉香气,味辛、凉的药材是

84.主产于四川,为报春花科植物过路黄的干燥全草的药材是

(85~86题共用备选答案)

A.白颈

B.马头、蛇尾、瓦楞身

C.当门子

D.挂甲

E.方胜纹

85.属于牛黄药材特征的是

86.属于麝香药材特征的是

(87~88题共用备选答案)

A.薄壁细胞中含草酸钙棱晶

B.纤维束周围细胞含草酸钙方晶,形成晶纤维

C.薄壁细胞中含草酸钙柱晶

D.薄壁细胞中含针晶

E.薄壁细胞中含草酸钙沙晶或簇晶

87.沉香的显微鉴别特征是

88.钩藤的显微鉴别特征是

(89~90题共用备选答案)

A.泽泻

B.紫菀

C.三棱

D.香附

E.苍术

89.根茎簇生多数细根,编成辫状,气微香,味甜、微苦的药材是

90.来源于莎草科,呈纺锤形,气芳,味微苦的药材是

(91~92题共用备选答案)

A.药材上部有显著的横皱纹,木质部有5~8个筋脉点环列

B.药材表面无横皱纹,外皮膜质,易脱落,木部实心柱状

C.药材表面有纵向或扭曲的纵皱纹,切断面略显油性

D.药材下部多由数个小根互相交错结聚呈麻花状

E. 药材残留茎基有纤维状叶鞘

91. 坚龙胆的性状特征是

92. 龙胆的性状特征是

(93~94题共用备选答案)

A. 鸡血藤

B. 沉香

C. 大血藤

D. 钩藤

E. 降香

93. 挥发油中含白木香酸及白木香醛,来源于瑞香科植物的药材是

94. 含鞣质及多种黄酮类成分,来源于豆科植物的药材是

(95~96题共用备选答案)

A. 芒硝

B. 自然铜

C. 石膏

D. 赭石

E. 雄黄

95. 具有金刚石样光泽的药材是

96. 具有绢丝样光泽的药材是

(97~98题共用备选答案)

A. 金钱白花蛇

B. 僵蚕

C. 蕲蛇

D. 乌梢蛇

E. 桑螵蛸

97. 来源于眼镜蛇科动物的药材是

98. 来源于蜂科动物的药材是

(99~100题共用备选答案)

A. 碟形或扁球形,常数个相连,舌状花彼此黏结,通常无腺点

B. 倒圆锥形或圆筒形,多离散,舌状花纵向折缩,散生金黄色腺点

C. 呈不规则球形或扁球形,舌状花不规则扭曲、内卷,有时可见淡褐色腺点

D. 呈扁球形或不规则球形,舌状花上部反折,通常无腺点,管状花外露

E. 花头外面被鳞状苞片,外表面呈紫红色或淡红色,内表面有白色绵毛状物

99. 杭菊药材的性状鉴别特征是

100. 滁菊药材的性状鉴别特征是

一、A 型题（单句型最佳选择题）

答题说明

以下每一道考题下面有 A、B、C、D、E 五个备选答案。请从中选择一个最佳答案。

1. 含毒性药的酊剂,每 10mL 相当于原药材的量为
   A. 1g
   B. 2g
   C. 3g
   D. 4g
   E. 5g

2. 由于加入的第二种物质与难溶性药物形成可溶性络合物而使其溶解度增加的现象称为
   A. 增溶
   B. 助溶
   C. 润湿
   D. 乳化
   E. 混悬

3. 注射用油的质量要求中
   A. 皂化值越低越好
   B. 皂化值越高越好
   C. 酸值越高越好
   D. 酸值越低越好
   E. 碘值越高越好

4. 热原的性质不包括
   A. 水溶性
   B. 挥发性
   C. 被吸附性
   D. 滤过性
   E. 耐热性

5. 黑膏药的工艺流程是
   A. 炼油→下丹成膏→药料提取→去"火毒"→摊涂
   B. 药料提取→去"火毒"→炼油→下丹成膏→摊涂
   C. 药料提取→炼油→下丹成膏→去"火毒"→摊涂
   D. 药料提取→炼油→去"火毒"→下丹成膏→摊涂
   E. 药料提取→炼油→摊涂→下丹成膏→去"火毒"

6. 炼制蜂蜜时,老蜜的相对密度为
   A. 1.25
   B. 1.30
   C. 1.34
   D. 1.37
   E. 1.40

7. 片剂制备时加入低取代羟丙基纤维素作为崩解剂的崩解机理主要为
   A. 润湿作用
   B. 产气作用
   C. 酶作用
   D. 膨胀作用
   E. 毛细管作用

8. 下列不属于润滑剂的是
   A. 微粉硅胶
   B. 滑石粉
   C. 硬脂酸镁
   D. 微晶纤维素
   E. 硬脂酸

9. 聚乙二醇 4000 在固体分散体中的主要作用是
   A. 黏合剂

B. 增塑剂

C. 载体材料

D. 固化剂

E. 胶凝剂

10. 可使物料瞬间干燥的是

A. 冷冻干燥

B. 沸腾干燥

C. 喷雾干燥

D. 减压干燥

E. 鼓式干燥

11. 超滤技术属于

A. 纳滤

B. 微滤

C. 反渗透

D. 高速离心

E. 深层截留

12. 关于酊剂的制备方法,错误的是

A. 溶解法

B. 煎煮法

C. 稀释法

D. 浸渍法

E. 渗漉法

13. 煎膏剂制备时加入炼蜜或炼糖的量一般不超过清膏量的

A. 1 倍

B. 2 倍

C. 3 倍

D. 4 倍

E. 5 倍

14. 煎煮茶剂和袋装茶剂的水分不得超过

A. 4.0%

B. 8.0%

C. 12.0%

D. 16.0%

E. 20.0%

15. 制备乳剂时必须加入

A. 弱酸

B. 润滑剂

C. 表面活性剂

D. 助悬剂

E. 湿润剂

16. 乳剂的制备方法不包括

A. 干胶法

B. 湿胶法

C. 新生皂法

D. 分散法

E. 机械法

17. 常用混悬型液体药剂的附加剂不包括

A. 润湿剂

B. 乳化剂

C. 絮凝剂

D. 反絮凝剂

E. 助悬剂

18. 下列关于注射剂质量要求的论述,错误的是

A. 溶液型注射剂应澄明

B. 静脉输液应尽可能与血液等渗

C. 用于配制注射液前的半成品,不需要检查重金属和有害元素

D. 乳浊液型注射剂不能用于椎管注射

E. 静脉推注用乳液型注射液分散相球粒的粒度不得大于 $5\mu m$

19. 中药注射剂所用安瓿的处理工艺为

A. 圆口→切割→灌水蒸煮→洗涤→干燥→灭菌

B. 灌水蒸煮→切割→洗涤→圆口→灭菌

C. 切割→圆口→灌水蒸煮→洗涤→干燥→灭菌

D. 洗涤→切割→圆口→灌水蒸煮→干燥

E. 切割→圆口→干燥→洗涤→灭菌

20. 驱除注射剂安瓿空间的空气，可以采取

    A. 通入惰性气体

    B. 加入盐酸普鲁卡因

    C. 加入焦亚硫酸钠

    D. 通入纯净空气

    E. 加入卵磷脂

21. 供静脉用的注射液不得添加

    A. 乳化剂

    B. 抑菌剂

    C. 渗透压调节剂

    D. pH 调节剂

    E. 抗氧剂

22. 橡胶剂中常用的填充剂是

    A. 凡士林

    B. 羊毛脂

    C. 橡胶

    D. 液体石蜡

    E. 氧化锌

23. 软膏中油脂性基质最好的灭菌方法是

    A. 湿热灭菌法

    B. 滤过除菌法

    C. 干热空气灭菌法

    D. 火焰灭菌法

    E. 紫外线灭菌法

24. 软膏中常用硅油作为油脂性基质的主要原因是

    A. 亲水性强

    B. 无刺激性

    C. 不污染衣物

    D. 易涂布

    E. 疏水性强

25. 下列不属于并开药名的是

    A. 潼白蒺藜

    B. 冬瓜皮子

    C. 马蹄决明

    D. 苍白术

    E. 猪茯苓

26. 关于处方的管理制度，以下叙述错误的是

    A. 处方一般不得超过 7 日用量

    B. 处方中的药品剂量与数量一律用阿拉伯数字书写

    C. 西药、中成药、中药饮片要分别开具处方

    D. 麻醉药品处方要保留 2 年

    E. 急诊处方的印刷用纸应为淡黄色

27. 处方中写"泡参"时应付

    A. 人参

    B. 北沙参

    C. 南沙参

    D. 西洋参

    E. 太子参

28. 印刷麻醉药品处方的纸张颜色应是

    A. 黑色

    B. 淡绿色

    C. 淡黄色

    D. 淡红色

    E. 白色

29. 处方药名未注明炮制品种则给付生品的是

    A. 草乌

    B. 骨碎补

    C. 莱菔子

    D. 黄芩

    E. 黄精

30. 印刷儿科处方的纸张颜色应是

    A. 白色

    B. 淡黄色

C.淡红色

D.淡绿色

E.大红色

31.中药处方中,写饮片正名即付盐炙品的是

A.酸枣仁

B.五味子

C.杜仲

D.黄芪

E.百合

32.质地坚硬的矿石类饮片煎煮时应

A.另煎

B.后下

C.先煎

D.烊化

E.冲服

33.碳酸氢钠与什么药合用有配伍禁忌

A.含有大量鞣质的中药

B.含有大量黄酮成分的中药

C.含有有机酸的中药及其制剂

D.含麻黄的中成药

E.含朱砂成分的中药制剂

34.有关妊娠禁忌药,下列叙述错误的是

A.是能造成流产的药物

B.是能影响胎儿生长发育、有致畸作用的药物

C.有消食化积功能的药物

D.是峻下逐水药、毒性药、破血逐瘀药

E.有芳香走窜功能的药物

35.以下与B族维生素存在配伍禁忌的中药是

A.地榆

B.麻黄

C.牛膝

D.黄柏

E.附子

36.乌头碱中毒主要是针对

A.神经系统

B.消化系统

C.泌尿系统

D.循环系统

E.皮肤和黏膜

37.发现严重、罕见或新的不良反应病例,必须用有效方法快速报告,最迟不超过

A.1个工作日

B.3个工作日

C.5个工作日

D.7个工作日

E.15个工作日

38.危重、急症病人抢救多选用的给药途径是

A.口服

B.静注

C.外用

D.鼻腔

E.直肠

39.下列关于一般药物的使用说法,错误的是

A.质地较轻或成分容易煎出的药物如花、叶、草之类,用量不宜过大

B.质重或成分不易煎出的药物如矿物、贝壳类,用量宜大

C.芳香走散的药物,用量宜大

D.过于甘寒的药物,用量不宜过大

E.新鲜药物因含有水分,用量可更大些

40."一角"荷叶指荷叶的

A.1张

B.1/2张

C.1/4张

D.1/8张

E.1/10张

41.安全水分是指

A.含水量在安全范围

B.含水量在安全范围的临界限度

C.一个范围

D.失去水分不会影响中药质量

E.过多含有水分不会影响中药质量

盖密封

B.散剂必须经过充分干燥

C.煎膏剂贮存期在1年左右

D.膏药贮藏期一般以1年为宜

E.软膏应贮存在低温处,不超过30℃

42.易产生粘连的药材是

A.冰片

B.樟脑

C.乳香

D.琥珀

E.鸡血藤

43.关于药材病害危害性叙述错误的是

A.使药材有效成分含量降低以致失去疗效

B.造成不洁和污染,对人体健康带来危害

C.为有害微生物的繁殖创造条件

D.引起绝大部分药材泛油,进一步变质

E.药材虫蛀之后,加大损耗会带来一定的经济损失

44.下列选项中不属于影响药材变质的外部因素是

A.药材的含水量

B.温度

C.湿度

D.空气

E.真菌和害虫

45.防止发生霉变的仓库保管措施,下列叙述错误的是

A.仓库内的温度应控制在25℃以下

B.湿度控制在65%以下

C.应具备通风条件

D.应注意"勤查勤理"

E.注意季节变化,特别是夏季多雨季节

46.下列叙述错误的是

A.片剂常用无色或棕色玻璃瓶或塑料瓶加

47.药材切成饮片后,干燥的温度宜在60℃以下,贮藏时室温不宜过高的是

A.泽泻、山药、天花粉

B.知母、玉竹、甘草

C.当归、木香、川芎

D.百部、南沙参、北沙参

E.山楂、五味子、山茱萸

48.关于木炭干燥法,下列说法错误的是

A.先将木炭烘干,然后用皮纸包好夹置在易潮易霉的中药内的方法

B.木炭不会与任何中药发生反应

C.可以有效防止中药包装的内潮发热现象

D.木炭一般用滤纸捆扎

E.运输中常采用此方法

49.医疗单位的药检室按照制剂规模设置的组成不包括

A.化学分析室

B.仪器室

C.计价室

D.菌检室

E.留样观察室

50.有效期药品制剂保存至有效期后

A.1年

B.2年

C.3年

D.4年

E.5年

51.关于药检人员的职责,下列叙述错误的是

A.在药检室主任领导下做好本职工作

B. 应全面了解药品制剂质量情况

C. 检验记录应正确书写、签名、盖章,按年度装订成册,保存 3 年

D. 在工作中严格按照国家级标准进行检验

E. 在检验方法上应采用准确可靠、操作简便的方法

52. 测定液体药品的相对密度一般采用

A. 比重瓶

B. 薄层色谱

C. 比色法

D. 韦氏比重瓶

E. 毛细管电泳

53. 剂型检查项目中有软化点测定的是

A. 片剂

B. 注射剂

C. 胶囊剂

D. 栓剂

E. 软膏剂

54. 关于中药用量,下列说法不正确的是

A. 成人和体质健康强实的病人,用量可适当大些

B. 儿童及年老体弱的病人,剂量可酌减

C. 病情重者,剂量应适当增加

D. 新病者往往低于久病者的剂量

E. 病情轻者,不宜用重剂量

55. 硼砂药材在贮藏过程中,易产生

A. 风化

B. 潮湿溶化

C. 粘连

D. 腐烂

E. 气味散失

56. 处方中使药可发挥的作用是

A. 配合君药加强治疗作用

B. 引经药或调和药性的作用

C. 消除药物的毒性作用

D. 制约其他药物的峻烈之性

E. 是处方中不可缺少的部分

57. "大白"是指

A. 槟榔

B. 白芷

C. 白芍

D. 白术

E. 白药子

58. 以下药物中,妊娠慎用的药物是

A. 马钱子

B. 华山参

C. 川牛膝

D. 天山雪莲

E. 麝香

59. 秘方主要是指

A. 祖传的处方

B. 疗效奇特的处方

C. 流传年代久远的处方

D. 秘不外传的处方

E.《外台秘要》中收载的处方

60. 下列不是脚注术语的是

A. 先煎

B. 后下

C. 另煎

D. 服法

E. 打碎

二、B型题（配伍选择题）

（61~62 题共用备选答案）

A. 阴离子表面活性剂

B. 阳离子表面活性剂

C. 非离子表面活性剂

D. 两性离子表面活性剂

E. 三性离子表面活性剂

61. 水溶性大,在酸性和碱性溶液中均较稳定,具有良好的表面活性和杀菌作用的是

62. 毒性和溶血作用较小,广泛应用于外用制剂、内服制剂和部分注射剂中的是

（63~64 题共用备选答案）

A. 3~8

B. 7~9

C. 8~16

D. 13~16

E. 15~18

63. 润湿剂适宜的 HLB 值是

64. 增溶剂适宜的 HLB 值是

（65~66 题共用备选答案）

A. 热原

B. 等渗

C. 昙点

D. 鞣质

E. 等张

65. 能引起恒温动物体温异常升高的致热物质称为

66. 与血浆、泪液具有相同渗透压的溶液称为

（67~68 题共用备选答案）

A. "架桥现象"

B. "返砂"

C. 去"火毒"

D. "塌顶"

E. "牛眼泡"

67. 黑膏药制备时为避免使用时产生局部刺激性的操作为

68. 煎膏剂要采用炼蜜或炼糖是为了防止

（69~70 题共用备选答案）

A. 紫外线灭菌法

B. 火焰灭菌法

C. 干热空气灭菌法

D. 环氧乙烷灭菌法

E. 煮沸灭菌法

69. 适用于玻璃器皿、油性辅料灭菌的方法是

70. 适用于 1~2mL、含有抑菌剂的注射液灭菌的方法是

（71~72 题共用备选答案）

A. 溶液剂

B. 高分子溶液

C. 溶胶

D. 乳浊液

E. 混悬液

71. 属于热力学不稳定的液-液分散系统,可能产生分层、絮凝、破裂等现象的是

72. 为非均相固液分散系统,毒性或小剂量药物不宜采用的是

（73~74 题共用备选答案）

A. 减压浓缩

B. 常压浓缩

C. 薄膜浓缩

D. 加压浓缩

E. 多效浓缩

73. 采用蒸发时形成的薄膜和泡沫增加气化表

面进行蒸发浓缩的方法称为

74. 根据药液的加入方式不同,蒸发设备有刮板式、离心式等的是

(75～76 题共用备选答案)

    A. 真空干燥

    B. 冷冻干燥

    C. 喷雾干燥

    D. 鼓式干燥

    E. 红外干燥

75. 有瞬间干燥之称的是

76. 常用于血清、抗生素等生物制品的干燥及制备注射用无菌粉末的是

(77～78 题共用备选答案)

    A. 聚乙二醇

    B. 液体石蜡

    C. 凡士林

    D. 甘油

    E. 羊毛脂

77. 可作为软膏的基质,具有适宜的稠度与涂展性,但吸水性差的是

78. 可作为栓剂制备用基质的是

(79～80 题共用备选答案)

    A. 增塑剂

    B. 增稠剂

    C. 着色剂

    D. 避光剂

    E. 芳香矫味剂

79. 乙基香草醛在空胶囊制备时的作用为

80. 柠檬黄在空胶囊制备时的作用为

(81～82 题共用备选答案)

    A. 药汁

    B. 蜂蜜

    C. 乙醇

    D. 蜜水

    E. 蜂蜡

81. 制备水丸可采用的赋形剂是

82. 制备水蜜丸可采用的赋形剂是

(83～84 题共用备选答案)

    A. 干法制粒法

    B. 挤出制粒法

    C. 流化喷雾制粒法

    D. 喷雾干燥制粒法

    E. 高速旋转制粒法

83. 又称为沸腾制粒法的方法是

84. 不采用任何润湿剂或液体黏合剂的制粒方法是

(85～86 题共用备选答案)

    A. 润滑剂

    B. 润湿剂

    C. 黏合剂

    D. 崩解剂

    E. 稀释剂

85. 低取代羟丙基纤维素在片剂中的主要作用为

86. 微分硅胶在片剂中的主要作用为

(87～88 题共用备选答案)

    A. 鹿角霜

    B. 降香

    C. 旋覆花

    D. 西红花

    E. 阿胶

87. 煎药时需要包煎的是

88. 煎药时需要烊化的是

(89～90 题共用备选答案)

    A. 龟甲、鳖甲

    B. 龙骨、鳖甲

    C. 狗脊、骨碎补

    D. 穿山甲、骨碎补

    E. 甘遂、芫花

89. 处方直写药名,应付醋炙品的是

90. 处方直写药名,应付砂烫醋淬法炮制品的是

C. 巴豆霜

D. 生半夏

E. 生草乌

(91~92题共用备选答案)

A. 巴豆与牵牛子

B. 甘遂与牵牛子

C. 乌头与半夏

D. 人参与丁香

E. 人参与三棱

95. 上述药物中,心脏病、心动过速、青光眼病人及孕妇忌服的是

96. 上述药物中,体弱便溏者忌服的是

91. 属于"十八反"配伍的是

92. 属于"十九畏"配伍的是

(97~98题共用备选答案)

A. 生石膏

B. 马钱子

C. 灯心草

D. 麝香

E. 生千金子

(93~94题共用备选答案)

A. CMA

B. CBA

C. CEA

D. CUA

E. CDA

97. 临床常用量为1~3g的是

98. 临床常用量为0.03~0.1g的是

93. 最小成本分析的简写是

94. 成本-效益分析的简写是

(99~100题共用备选答案)

A. 乳香面与血竭面

B. 当归与川芎

C. 川乌与半夏

D. 血余炭与干漆炭

E. 人参与牛黄

(95~96题共用备选答案)

A. 天仙子

B. 生千金子

99. 宜放在一起的是

100. 宜存放在加盖的瓷罐中的是

参 考 答 案

基 础 知 识

1. B	2. B	3. C	4. B	5. D	6. B	7. B	8. A	9. C	10. A
11. B	12. D	13. C	14. B	15. E	16. A	17. A	18. B	19. C	20. A
21. A	22. B	23. B	24. A	25. D	26. D	27. A	28. D	29. D	30. C
31. D	32. A	33. B	34. B	35. C	36. E	37. C	38. B	39. B	40. E
41. C	42. E	43. B	44. A	45. D	46. D	47. B	48. A	49. B	50. E
51. B	52. D	53. B	54. C	55. C	56. E	57. A	58. B	59. A	60. A
61. A	62. D	63. A	64. C	65. A	66. C	67. B	68. A	69. C	70. B
71. D	72. D	73. A	74. B	75. A	76. D	77. B	78. C	79. A	80. B
81. E	82. C	83. A	84. E	85. A	86. D	87. B	88. A	89. A	90. B
91. C	92. B	93. D	94. B	95. D	96. B	97. B	98. A	99. A	100. C

相 关 专 业 知 识

1. C	2. A	3. D	4. C	5. D	6. E	7. B	8. A	9. B	10. D
11. A	12. A	13. E	14. A	15. E	16. B	17. D	18. B	19. B	20. C
21. B	22. E	23. D	24. B	25. E	26. E	27. D	28. C	29. D	30. B
31. D	32. B	33. D	34. A	35. B	36. E	37. E	38. D	39. A	40. E
41. A	42. D	43. C	44. B	45. B	46. B	47. E	48. D	49. D	50. D
51. C	52. A	53. D	54. E	55. B	56. E	57. A	58. E	59. B	60. D
61. A	62. D	63. E	64. D	65. B	66. A	67. D	68. A	69. C	70. C
71. B	72. A	73. A	74. D	75. B	76. C	77. D	78. B	79. A	80. B
81. E	82. D	83. D	84. A	85. B	86. A	87. E	88. D	89. D	90. B
91. B	92. E	93. C	94. A	95. B	96. A	97. E	98. E	99. D	100. B

专 业 知 识

1. C	2. D	3. A	4. C	5. D	6. C	7. E	8. B	9. B	10. C
11. B	12. A	13. A	14. D	15. C	16. C	17. C	18. A	19. C	20. A
21. C	22. C	23. B	24. E	25. E	26. D	27. A	28. B	29. A	30. B
31. C	32. E	33. E	34. D	35. B	36. C	37. D	38. D	39. C	40. E
41. E	42. C	43. A	44. C	45. E	46. E	47. E	48. E	49. E	50. E
51. D	52. D	53. B	54. B	55. C	56. A	57. B	58. C	59. D	60. D
61. A	62. E	63. C	64. D	65. C	66. A	67. A	68. D	69. B	70. A
71. B	72. C	73. E	74. A	75. A	76. C	77. B	78. C	79. D	80. C
81. A	82. B	83. D	84. A	85. D	86. C	87. C	88. E	89. B	90. D
91. B	92. A	93. B	94. A	95. E	96. C	97. A	98. C	99. A	100. C

专业实践能力

1. A	2. B	3. D	4. B	5. C	6. E	7. D	8. D	9. C	10. C
11. A	12. B	13. C	14. C	15. C	16. D	17. B	18. C	19. C	20. A
21. B	22. E	23. C	24. E	25. C	26. D	27. C	28. D	29. D	30. D
31. C	32. C	33. C	34. C	35. A	36. A	37. E	38. B	39. C	40. D
41. B	42. C	43. D	44. A	45. A	46. D	47. C	48. D	49. C	50. A
51. D	52. A	53. E	54. D	55. A	56. B	57. A	58. B	59. A	60. D
61. B	62. C	63. B	64. E	65. A	66. B	67. C	68. B	69. C	70. E
71. D	72. E	73. C	74. C	75. C	76. B	77. C	78. A	79. E	80. C
81. A	82. D	83. C	84. A	85. D	86. A	87. C	88. E	89. E	90. A
91. C	92. A	93. A	94. B	95. A	96. B	97. C	98. D	99. B	100. A

全国中医药专业技术资格考试

中药专业（初级师）押题秘卷（三）

考试日期：　　　年　月　日

考试时间：9：00—11：30

考生姓名：＿＿＿＿＿＿＿＿＿＿

准考证号：＿＿＿＿＿＿＿＿＿＿

考　　点：＿＿＿＿＿＿＿＿＿＿

考　场　号：＿＿＿＿＿＿＿＿＿＿

一、A型题（单句型最佳选择题）

1.具有发散作用的药味是
  A.酸
  B.苦
  C.甘
  D.辛
  E.咸

2.补益药的服药时间是
  A.饭前服
  B.不拘时服
  C.多次分服
  D.饭后服
  E.空腹服

3.下列各项,不属蝉蜕功效的是
  A.疏散风热
  B.透疹止痒
  C.息风止痉
  D.明目退翳
  E.宣通鼻窍

4.有止血功能的解表药是
  A.麻黄
  B.紫苏
  C.防风
  D.荆芥
  E.桂枝

5.善于疏解半表半里之邪,具有和解退热功效的药物是
  A.菊花
  B.柴胡
  C.升麻
  D.桑叶

E.蝉蜕

6.既治风湿热痹,又治湿热黄疸的药物是
  A.茵陈
  B.垂盆草
  C.白鲜皮
  D.防己
  E.丹参

7.上以清肺、中以凉胃、下泻肾火的药物是
  A.黄柏
  B.栀子
  C.知母
  D.地骨皮
  E.生地黄

8.夏枯草的药用部位是
  A.带根全草
  B.根茎
  C.根
  D.叶片
  E.带花的果穗

9.既能清热解毒,又能疏散风热、凉血止痢的药物是
  A.金银花
  B.连翘
  C.青黛
  D.大青叶
  E.板蓝根

10.不属攻下药适应证的是
  A.饮食积滞
  B.虚寒泻痢

C. 血热妄行

D. 冷积便秘

E. 大肠燥热

11. 巴豆内服剂量是

    A. 0.3~0.6g

    B. 0.7~0.9g

    C. 0.1~0.3g

    D. 0.01~0.03g

    E. 0.5~1g

12. 五加皮具有的功效是

    A. 祛风湿,清退虚热

    B. 祛风通络,燥湿止痒

    C. 祛风湿,强筋骨,安胎

    D. 祛风湿,止痹痛,消骨鲠

    E. 祛风湿,补肝肾,强筋骨,利水

13. 独活具有的功效是

    A. 祛风湿,利水,止痛

    B. 祛风湿,止痛,解表

    C. 祛风湿,止痛,安胎

    D. 祛风湿,止痛,治骨鲠

    E. 祛风湿,止痛,清热解毒

14. 既能祛风湿,又能补肝肾、强筋骨、安胎的药物是

    A. 木瓜

    B. 杜仲

    C. 桑枝

    D. 防己

    E. 桑寄生

15. 厚朴不具有的功效是

    A. 行气

    B. 燥湿

    C. 利湿

    D. 平喘

    E. 消积

16. 茵陈具有的功效是

    A. 利水渗湿,安神

    B. 清利湿热,解毒

    C. 利水渗湿,除痹

    D. 利水通淋,祛风湿

    E. 利湿退黄,解毒疗疮

17. 茯苓与薏苡仁的共同功效是

    A. 利水渗湿,安神

    B. 利水渗湿,除痹

    C. 利水渗湿,通乳

    D. 利水渗湿,解毒

    E. 利水渗湿,健脾

18. 下列各项,不属于附子主治病证的是

    A. 亡阳欲脱,肢冷脉微

    B. 寒凝血瘀,经闭阴疽

    C. 命门火衰,阳痿早泄

    D. 中寒腹痛,阴寒水肿

    E. 阳虚外感,寒痹刺痛

19. 陈皮具有的功效是

    A. 疏肝解郁,化湿止呕

    B. 温肺化痰,行气止痛

    C. 理气健脾,燥湿化痰

    D. 理气调中,温肾纳气

    E. 温经散寒,行气活血

20. 患者饮食过量,脘腹胀满疼痛,最宜选用

    A. 山楂

    B. 麦芽

    C. 莱菔子

    D. 谷芽

    E. 神曲

21. 既能杀虫消积,又能行气利水截疟的药物是

    A. 槟榔

    B. 大腹皮

C. 苦楝皮

D. 南瓜子

E. 川楝子

B. 泽兰

C. 当归

D. 桃仁

E. 益母草

22. 既能凉血止血,又能散瘀解毒消痈的药物是

    A. 生地黄、牡丹皮

    B. 赤芍、紫草

    C. 金银花、连翘

    D. 大蓟、小蓟

    E. 侧柏叶、茜草

27. 既可以泻下,又能清肝的药物是

    A. 番泻叶

    B. 甘遂

    C. 芦荟

    D. 芫花

    E. 火麻仁

23. 既能凉血止血,又能清热利尿、清肺胃热的药物是

    A. 大蓟

    B. 小蓟

    C. 白茅根

    D. 地榆

    E. 槐花

28. 下列药物中,既能润肺化痰止咳,又能杀虫灭虱的是

    A. 竹茹

    B. 瓜蒌

    C. 白前

    D. 百部

    E. 前胡

24. 下列关于冰片的药理作用,错误的是

    A. 抗病原体

    B. 镇痛

    C. 抗炎

    D. 抑制中枢

    E. 诱导肝药酶

29. 下列各项,不属于桔梗主治病证的是

    A. 肺痈

    B. 咳嗽

    C. 咽痛

    D. 痰证

    E. 眩晕

25. 川牛膝和怀牛膝功效的主要不同点是

    A. 川牛膝偏清上部火热,怀牛膝偏清下部湿热

    B. 川牛膝偏补肝肾,怀牛膝偏祛风湿

    C. 川牛膝偏活血通经,怀牛膝偏利尿通淋

    D. 川牛膝偏强腰膝,怀牛膝偏活血通经

    E. 川牛膝活血通经力强,怀牛膝长于补肝肾,强筋骨

30. 天南星的功效是

    A. 燥湿化痰,利水通淋

    B. 燥湿化痰,祛瘀止痛

    C. 燥湿化痰,利水消肿

    D. 燥湿化痰,祛风解痉

    E. 燥湿化痰,凉血消痈

26. 下列药物中,既能活血调经、利水消肿,又能清热解毒的是

    A. 红花

31. 功能补肺气、补肺阴、补脾气、补肾固涩的药物是

    A. 太子参

    B. 西洋参

    C. 黄精

D. 山药

E. 五味子

32. 人参用于抢救虚脱,常用入煎剂的剂量是

A. 1～3g

B. 3～6g

C. 6～9g

D. 9～15g

E. 15～30g

33. 具有补肾阳、益精血、强筋骨、调冲任、托疮毒功效的药物是

A. 狗脊

B. 补骨脂

C. 鹿茸

D. 蛤蚧

E. 人参

34. 生用清热解毒,炙用可增强润肺止咳作用的药物是

A. 甘草

B. 饴糖

C. 党参

D. 大枣

E. 太子参

35. 下列选项,不属五倍子功效的是

A. 止汗止咳,涩肠止泻

B. 益气生津,收敛安神

C. 敛肺降火

D. 收敛止血,固精止遗

E. 收湿敛疮

36. 不属于仙方活命饮组成的药物是

A. 贝母、乳香、没药

B. 皂角刺、防风、甘草

C. 天花粉、当归、防风

D. 连翘、荆芥、木香

E. 甘草、穿山甲、白芷

37. 可用于治疗黄疸的方剂是

A. 当归四逆汤

B. 犀角地黄汤

C. 蒿芩清胆汤

D. 黄连解毒汤

E. 仙方活命饮

38. 方药配伍体现"以泻代清"特点的方剂是

A. 大承气汤

B. 小承气汤

C. 调胃承气汤

D. 凉膈散

E. 导赤散

39. 理中丸的功用是

A. 温中祛寒,补气健脾

B. 温中祛寒,和胃止呕

C. 健脾益气,养胃和中

D. 健脾益气,渗湿止泻

E. 温中健脾,和里缓急

40. 理中丸的君药是

A. 人参

B. 甘草

C. 白术

D. 干姜

E. 生姜

41. 生脉散的功用是

A. 滋阴润肺,益气补脾

B. 清热生津,益气和胃

C. 滋阴养血,生津润燥

D. 益气生津,敛阴止汗

E. 益气养阴,通阳复脉

42. 六味地黄丸原方中熟地黄与泽泻的用量比例是

A. 2:1

B. 4:3

C. 8：3

D. 9：5

E. 10：3

43. 归脾汤的功用是

　A. 温阳健脾,养血止血

　B. 益气补血,养心安神

　C. 益气健脾,养血安胎

　D. 益气补血,健脾养心

　E. 滋阴清热,养血安神

44. 与"少火生气"治疗理论有关的方剂是

　A. 六味地黄丸

　B. 大补阴丸

　C. 四逆汤

　D. 龟鹿二仙膏

　E. 金匮肾气丸

45. 真人养脏汤的功用是

　A. 温中补虚,降逆止呕

　B. 补脾柔肝,祛湿止泻

　C. 涩肠固脱,温补脾肾

　D. 温肾暖脾,固肠止泻

　E. 益气健脾,缓急止痛

46. 朱砂安神丸的功用是

　A. 养心安神,滋阴补肾

　B. 补肾宁心,益智安神

　C. 益阴明目,重镇安神

　D. 镇心安神,清热养血

　E. 清热开窍,镇痉安神

47. 凉开剂中清热解毒之力最强的方剂是

　A. 安宫牛黄丸

　B. 牛黄清心丸

　C. 紫雪丹

　D. 至宝丹

　E. 苏合香丸

48. 苏子降气汤主治证的病因病机是

　A. 素体痰多,复感风寒

　B. 痰涎壅肺,肾阳不足

　C. 胃气虚弱,痰浊内阻

　D. 胃虚有热,气逆不降

　E. 外寒内饮,肺气失宣

49. 症见咽中如有物阻,咯吐不出,吞咽不下,胸膈满闷,或咳或呕,舌苔白润或白滑,脉弦缓或弦滑,宜用

　A. 半夏泻心汤

　B. 贝母瓜蒌散

　C. 半夏厚朴汤

　D. 清气化痰汤

　E. 半夏白术天麻汤

50. 十灰散的服用方法是

　A. 用白藕汁或萝卜汁磨京墨调服

　B. 直接水煎服用

　C. 加黄酒同煮

　D. 用黄酒或醋冲服

　E. 阿胶烊化冲服

51. 补阳还五汤中重用黄芪为君的用意是

　A. 补气固表

　B. 补气生血

　C. 补气升阳

　D. 补气利水

　E. 补气行血

52. 三仁汤与八正散两方组成中均含有的药物是

　A. 车前子

　B. 滑石

　C. 木通

　D. 栀子

　E. 竹叶

53. 复元活血汤和血府逐瘀汤均有的功效是

A.活血化瘀止痛

B.活血祛瘀,疏肝通络

C.活血祛瘀,散结止痛

D.活血祛瘀,缓消癥块

E.散瘀消肿,定痛止血

54.桂枝茯苓丸的组成是

A.桂枝、茯苓、牡丹皮、桃仁、白芍

B.桂枝、茯苓、丹参、桃仁、赤芍

C.桂枝、茯苓、牡丹皮、桃仁、赤芍

D.桂枝、茯苓、丹参、桃仁、白芍

E.桂枝、茯苓、玄参、桃仁、白芍

55.症见肢体筋脉疼痛,麻木拘挛,关节屈伸不利,疼痛游走不定,宜选用

A.大秦艽汤

B.牵正散

C.小活络丹

D.消风散

E.补阳还五汤

56.养阴清肺汤中配伍薄荷的用意是

A.清利头目

B.芳香辟秽

C.清热透疹

D.散邪利咽

E.疏散肝郁

57.主治肾阳虚水泛证的方剂是

A.实脾散

B.理中丸

C.肾着汤

D.真武汤

E.肾气丸

58.二陈汤中配伍乌梅的用意是

A.涩肠

B.生津

C.敛肺

D.安蛔

E.降气

59.下列各项,不属于健脾丸证临床表现的是

A.脘腹痞闷

B.大便溏薄

C.怠惰嗜卧

D.苔腻微黄

E.脉象虚弱

60.保和丸的主要功效是

A.消食健脾

B.消食和胃

C.消食祛积

D.消食导滞

E.健脾消痞

二、B型题(标准配伍题)

答题说明

以下提供若干组考题,每组考题共用在考题前列出的A、B、C、D、E五个备选答案。请从中选择一个与问题关系最密切的答案。某个备选答案可能被选择一次、多次或不被选择。

(61~62题共用备选答案)

A.四气

B.五味

C.升降浮沉

D.归经

E.有毒无毒

61.与所治疾病的寒热性质相对而言的中药性能是

62.与所治疾病的病势相对而言的中药性能是

(63~64 题共用备选答案)

A. 相使

B. 相须

C. 相畏

D. 相恶

E. 相杀

63. 半夏与生姜的配伍关系是

64. 麻黄与桂枝的配伍关系是

(65~66 题共用备选答案)

A. 薄荷

B. 防风

C. 蝉蜕

D. 荆芥

E. 牛蒡子

65. 有疏散风热、解毒透疹、消肿利咽功效的药物是

66. 有疏散风热、开音疗哑、息风止痉功效的药物是

(67~68 题共用备选答案)

A. 石膏

B. 夏枯草

C. 知母

D. 芦根

E. 淡竹叶

67. 治疗痰火郁结、瘰疬瘿瘤的药物是

68. 治疗肝火上炎、目赤肿痛的药物是

(69~70 题共用备选答案)

A. 甘遂

B. 芫花

C. 巴豆

D. 牵牛子

E. 番泻叶

69. 具有泻水逐饮、消肿散结功效的药物是

70. 具有泻水逐饮、祛痰止咳功效的药物是

(71~72 题共用备选答案)

A. 泻下力缓

B. 清上焦火热

C. 偏于活血

D. 善止血

E. 泻下力强

71. 生大黄功效偏于

72. 酒大黄功效偏于

(73~74 题共用备选答案)

A. 化湿,解暑

B. 燥湿,解表

C. 行气,解表

D. 燥湿,止呕

E. 化湿行气,温中

73. 藿香、佩兰的共同功效是

74. 砂仁、豆蔻的共同功效是

(75~76 题共用备选答案)

A. 茵陈

B. 滑石

C. 茯苓

D. 萆薢

E. 木通

75. 膏淋小便混浊,色白如米泔,首选的药物是

76. 热淋,小便淋漓涩痛,兼见心烦尿赤,口舌生疮,首选的药物是

(77~78 题共用备选答案)

A. 木通

B. 金钱草

C. 石韦

D. 地肤子

E. 海金沙

77. 具有利水通淋、止咳功效的药物是

78. 具有清热利水、止痒功效的药物是

(79~80 题共用备选答案)

A. 陈皮

B. 青皮

C.香附

D.沉香

E.薤白

79.具有行气疏肝、调经止痛功效的药物是

80.具有纳气平喘功效的药物是

(81~82题共用备选答案)

A.既能杀虫,又能止咳

B.既能清热解毒,又能凉血止血、杀虫

C.既能杀虫,又能解暑

D.既能杀虫,又能疗癣

E.既能杀虫,又能止痛

81.苦楝皮具有的功效是

82.贯众具有的功效是

(83~84题共用备选答案)

A.炒炭用凉血止血,生用化瘀利尿

B.炒炭用收敛止血,生用祛风解表

C.炒炭用凉血止血,生用清热杀虫

D.炒炭用凉血止血,生用养阴生津

E.炒炭用收敛止血,生用化瘀止血

83.蒲黄具有的功效是

84.荆芥具有的功效是

(85~86题共用备选答案)

A.郁金

B.苏木

C.降香

D.牛膝

E.穿山甲

85.治疗阴虚火旺所致的齿痛、口疮,首选的药物是

86.治疗尿血、血淋、倒经,衄血,首选的药物是

(87~88题共用备选答案)

A.三七

B.斑蝥

C.五灵脂

D.益母草

E.莪术

87.善于破血行气,治疗癥瘕积聚、心腹瘀痛的药物是

88.善于利水消肿,治疗水肿的药物是

(89~90题共用备选答案)

A.皂荚

B.旋覆花

C.白前

D.黄药子

E.瓦楞子

89.治咯血、吐血、衄血、咳嗽、气喘宜选

90.治呕吐、咳喘痰多、胸膈痞满、噫气宜选

(91~92题共用备选答案)

A.大枣

B.赤芍

C.干姜

D.白芍

E.甘草

91.与生姜配伍,能调和营卫的药物是

92.与桂枝配伍,能调和营卫的药物是

(93~94题共用备选答案)

A.补肝肾,强筋骨,安胎

B.祛风湿,强筋骨,润肠通便

C.补益肝肾,强筋健骨,止血安胎,疗伤续折

D.补益肝肾,乌须明目,凉血止血

E.补肝肾,强筋骨,壮肾阳

93.杜仲的功效是

94.续断的功效是

(95~96题共用备选答案)

A.燥湿运脾

B.健脾助运

C.补气健脾

D.渗湿健脾

E.发汗祛湿

95. 苍术在九味羌活汤中的配伍作用是

96. 苍术在平胃散中的配伍作用是

(97~98题共用备选答案)

A. 温阳利水

B. 阴水

C. 皮水

D. 风水

E. 蓄水证

97. 真武汤的功效或主治证是

98. 实脾散的功效或主治证是

(99~100题共用备选答案)

A. 补脾肺气,固表止汗

B. 补气升阳,利水消肿

C. 益卫固表,托疮生肌

D. 补气生津,益卫固表

E. 益气固表,利水消肿

99. 防己黄芪汤中黄芪的作用是

100. 玉屏风散中黄芪的作用是

一、A 型题（单句型最佳选择题）

1. 人体是一个有机整体,其中心是
   A. 经络
   B. 六腑
   C. 奇恒之腑
   D. 形体官窍
   E. 五脏

2. 中医学中"证"的概念是
   A. 疾病过程的症状
   B. 疾病总过程的病理概括
   C. 疾病过程中的症状和体征
   D. 疾病过程中的体征
   E. 疾病某一阶段的病理概括

3. "寒极生热"体现了
   A. 阴阳交感
   B. 阴阳互根
   C. 阴阳对立
   D. 阴阳消长
   E. 阴阳转化

4. 下列不属于五行之水的是
   A. 五色之黑
   B. 六腑之膀胱
   C. 五脏之肾
   D. 五体之筋
   E. 五味之咸

5. 按五行规律,肝病及心所属的是
   A. 子病犯母
   B. 母病及子
   C. 相乘传变
   D. 相侮传变
   E. 相克

6. 肾为气之根,主要指的是
   A. 肾为五脏阳气的根本
   B. 主水液的蒸腾气化作用
   C. 主膀胱的气化开合作用
   D. 摄纳肺吸入清气的作用
   E. 为一身气化功能的根本

7. 属于奇恒之腑的是
   A. 胃
   B. 小肠
   C. 三焦
   D. 胆
   E. 膀胱

8. 水谷精微的转输布散主要依赖的脏腑功能是
   A. 胃主腐熟
   B. 小肠主受盛化物
   C. 脾主运化
   D. 肝主疏泄
   E. 肾阳主温煦

9. 与春气相通的脏是
   A. 肝
   B. 心
   C. 脾
   D. 肺
   E. 肾

10. "娇脏"指的是
    A. 肝
    B. 心
    C. 脾
    D. 肺

E. 肾

11. 被称为"后天之本"的脏是
    A. 心
    B. 肺
    C. 脾
    D. 肝
    E. 肾

12. 苦味药抗菌、抗炎、解热的主要成分是
    A. 苷类
    B. 生物碱
    C. 无机盐
    D. 有机酸
    E. 挥发油

13. 温热药对寒证动物的影响是
    A. 血清 TSH 含量降低
    B. 肾上腺皮质激素合成和释放增多
    C. 延长动情周期
    D. 促黄体生成素释放减少
    E. 基础体温降低

14. 枳实、青皮防治休克的剂型是
    A. 水煎液
    B. 糖浆
    C. 浸膏
    D. 注射剂
    E. 酊剂

15. 咸味药的主要成分是
    A. 挥发油
    B. 糖类
    C. 蛋白质
    D. 无机盐
    E. 鞣质

16. 柴胡影响脂质代谢的主要成分是
    A. 黄酮类成分
    B. 柴胡挥发油
    C. 柴胡皂苷
    D. 柴胡多糖
    E. 油酸

17. 具有保肝利胆作用的药物是
    A. 麻黄
    B. 桂枝
    C. 柴胡
    D. 细辛
    E. 葛根

18. 下列关于大青叶的现代应用,错误的是
    A. 糖尿病
    B. 上呼吸道感染
    C. 扁桃体炎
    D. 急性传染性肝炎
    E. 流行性乙型脑炎及流行性脑脊髓膜炎

19. 栀子中有镇痛作用的成分是
    A. 栀子苷
    B. 京尼平苷
    C. 熊果酸
    D. 去羟栀子苷
    E. 山栀苷

20. 知母的药理作用是
    A. 抗过敏
    B. 镇痛
    C. 升高血糖
    D. 改善学习记忆
    E. 增强免疫

21. 附子"回阳救逆"功效的主要药理学基础是
    A. 抗炎、镇痛
    B. 心肌保护作用
    C. 抗心律失常
    D. 强心、抗休克
    E. 抗寒冷

22. 三七止血作用的化学成分是
    A. 三七黄酮 B
    B. 三七黄酮
    C. 三七氨酸
    D. 绞股蓝苷 X
    E. 人参炔三醇

23. 三七的现代应用是
    A. 哮喘
    B. 胃炎
    C. 脑血栓
    D. 肝炎
    E. 消化不良

24. 具有镇静催眠作用的成分是
    A. 延胡索甲素
    B. 益母草碱
    C. 延胡索丑素
    D. 水苏碱
    E. 消旋四氢巴马汀

25. 属于容积性泻药的是
    A. 大黄
    B. 芒硝
    C. 巴豆
    D. 火麻仁
    E. 牵牛子

26. 关于益母草对子宫作用叙述正确的是
    A. 益母草煎剂对子宫平滑肌有抑制作用
    B. 益母草水浸膏对各种动物子宫均有抑制作用
    C. 益母草醇浸膏对已孕子宫无影响
    D. 益母草对未孕离体、在体子宫均有兴奋作用
    E. 益母草可使子宫不规律性收缩加强

27. 红花的不良反应是
    A. 致突变

    B. 流产
    C. 肝毒性
    D. 肾毒性
    E. 中枢系统不良反应

28. 利尿效果最明显的药物是
    A. 丹参
    B. 银杏叶
    C. 水蛭
    D. 延胡索
    E. 益母草

29. 下列关于安神药的药理作用,错误的是
    A. 镇静
    B. 催眠
    C. 抗惊厥
    D. 麻醉
    E. 减少动物的自发活动

30. 下列关于补益药对物质代谢的影响,错误的是
    A. 促进核酸合成
    B. 降血糖
    C. 降血脂
    D. 促进蛋白质合成
    E. 促进蛋白质分解

31. 何首乌起延缓细胞衰老作用的主要作用点是
    A. 降低脑内 MAO－B 活性
    B. 提高脑组织 DA 含量
    C. 提高脑组织 5－HT 含量
    D. 提高脑组织 NE 含量
    E. 延长果蝇寿命

32. 五味子阻滞 β 受体作用的表现是
    A. 镇静
    B. 心率加快
    C. 心肌耗氧量降低

D. 抗溃疡

E. 镇咳

33. 芳香化湿药的药理作用与所含的挥发油有关,因此入药的要求是
   A. 久煎
   B. 先煎
   C. 不宜久煎
   D. 后下
   E. 开水冲泡

34. 具有中枢抑制和肌松作用的芳香化湿药是
   A. 秦艽
   B. 独活
   C. 厚朴
   D. 藿香
   E. 人参

35. 与芳香化湿药"健胃祛风"功效相关的药理作用是
   A. 抑制胃液分泌
   B. 镇痛
   C. 抗菌
   D. 降血压
   E. 刺激或调整胃肠运动功能

36. 下列关于清热药抗菌作用的叙述,错误的是
   A. 用于急性感染性疾病疗效确切
   B. 抗菌强度一般不及抗生素
   C. 通过多个环节产生抗菌作用
   D. 抗菌谱比较广泛
   E. 小檗碱是黄连和黄芩的抗菌有效成分

37. 小檗碱对心血管系统的药理作用是
   A. 负性肌力作用
   B. 正性频率
   C. 升压
   D. 增加心肌耗氧量

E. 抗心律失常

38. 下列关于麻黄对心血管系统的作用,错误的是
   A. 麻黄碱对心脏具有正性肌力、正性频率作用
   B. 麻黄碱能收缩血管,升高血压
   C. 麻黄碱升压的特点是作用缓慢、温和、持久
   D. 反复应用不易产生快速耐受性
   E. 麻黄碱可直接或间接兴奋心肌上的肾上腺素能受体

39. 药事管理的宗旨是
   A. 保证用药安全、有效、经济、合理、方便、及时
   B. 保证药品研究开发、制造、采购、营销、运输、服务、使用等
   C. 对药事活动实施必要的管理
   D. 保证用药安全、有效
   E. 维护宪法和法律

40. 不在 2005 年版《中国药典》一部中收载的是
   A. 中药材
   B. 中药饮片
   C. 药用辅料
   D. 植物提取物
   E. 植物油脂

41. 非处方药的遴选原则是
   A. 安全有效、技术先进、经济合理
   B. 临床必需、安全有效、价格合理、使用方便、中西药并重
   C. 安全有效、慎重从严、结合国情、中西并重
   D. 应用安全、疗效确切、质量稳定、应用方便
   E. 积极稳妥、分步实施、注重实效、不断

完善

42.《中国药典》原则上多少年修订一次
    A. 1 年
    B. 2 年
    C. 3 年
    D. 4 年
    E. 5 年

43. 我国政府发展中医药的根本法律依据是
    A.《宪法》
    B.《药品管理法》
    C.《中医药条例》
    D.《中国药典》
    E.《中药材生产质量管理规范》

44. 企业已售出的药品如发现质量问题,应
    A. 给予消费者赔偿
    B. 向有关管理部门报告,并及时追回药品和做好记录
    C. 及时回收药品
    D. 立即销毁药品
    E. 在企业内部作出处理

45. 属于我国生产的第一类精神药品品种的是
    A. 戊巴比妥
    B. 苯巴比妥
    C. 异戊巴比妥
    D. 司可巴比妥
    E. 巴比妥

46. 麻醉药品和精神药品,是指
    A. 列入麻醉药品目录、精神药品目录的药品
    B. 列入麻醉药品目录、精神药品目录的物质
    C. 列入麻醉药品目录、精神药品目录的药品和其他物质
    D. 列入麻醉药品目录、第一类精神药品目

录的药品和其他物质
    E. 列入麻醉药品目录、第二类精神药品目录的药品和其他物质

47. 关于医疗用毒性药品供应和调配管理的论述,不正确的是
    A. 医疗单位供应和调配毒性药品,每次处方剂量不得超过 3 日极量
    B. 医疗单位供应和调配毒性药品,凭医师签名的正式处方
    C. 调配处方时,必须认真负责,计量准确,按医嘱注明要求
    D. 对处方未注明"生用"的毒性中药,应当付炮制品
    E. 处方一次有效,取药后处方保存 2 年备查

48. 麻醉药品处方的颜色是
    A. 白色
    B. 淡红色
    C. 淡黄色
    D. 淡绿色
    E. 淡蓝色

49. 详细交代服药方法、注意事项的调剂过程是
    A. 发药
    B. 核对处方
    C. 配方
    D. 收方
    E. 审查处方

50. 依照《药品注册管理办法》规定,以下新药证书的格式错误的是
    A. 国药准字 H20060066
    B. 国药准字 Z2006066
    C. 国药准字 S20060066
    D. 国药准字 F20060066
    E. 国药准字 J20060066

51. 药品入库验收时,负责质量审核的是
    A. 业务进货员
    B. 质量管理员
    C. 药品验收员
    D. 仓库保管员
    E. 销售人员

52. 国务院颁布施行的第一部专门的中医药管理的行政法规是
    A.《药品管理法》
    B.《中医药条例》
    C.《中药保护条例》
    D.《野生药材保护条例》
    E.《处方管理办法》

53. 下列关于调剂工作的基本职责与程序正确的是
    A. 审核处方→准确调配→正确书写药袋或标签→包装→发药→对患者用药交代与指导
    B. 审核处方→正确书写药袋或标签→准确调配→包装→发药→对患者用药交代与指导
    C. 审核处方→准确调配→正确书写药袋或标签→对患者用药交代与指导→发药→包装
    D. 准确调配→审核处方→正确书写药袋或标签→发药→包装→对患者用药交代与指导
    E. 准确调配→审核处方→正确书写约袋或标签→发药→包装→对患者用药交代与指导

54. 出口中药材必须经对外贸易部门批准,办理"出口中药材许可证"后,方可办理出口手续,目前国家对中药材出口实行审批管理的种类共有
    A. 40 种
    B. 35 种
    C. 20 种

D. 18 种
E. 13 种

55. 下列属于三级国家重点保护野生物种的是
    A. 马鹿茸
    B. 哈蟆油
    C. 山茱萸
    D. 甘草
    E. 梅花鹿茸

56. 开办药品零售企业,须经哪个批准的部门
    A. 县级药品监督管理部门
    B. 区级药品监督管理部门
    C. 省级药品监督管理部门
    D. 国家药品监督管理部门
    E. 国家工商行政管理部门

57. 药品分别按处方药与非处方药进行管理的依据是
    A. 药品品种、规格
    B. 药品适应证
    C. 药品剂量
    D. 药品给药途径
    E. 药品品种、规格、适应证、剂量及给药途径不同

58. 下列哪种患者不可自行用药,必须由医师、医疗技术人员使用,社会药店可零售的处方药
    A. 一类精神药品
    B. 麻醉药品
    C. 放射性药品
    D. 注射用药的处方药
    E. 堕胎药

59. 下列属于药品一般特性的是
    A. 经济性和竞争性
    B. 需要迫切性
    C. 消费者低选择性

D. 社会公共性

E. 专业技术性强

60. 药品批发企业的药品验收记录应保存

A. 一年

B. 二年

C. 三年

D. 至超过药品有效期一年,但不得少于二年

E. 至超过药品有效期一年,但不得少于三年

二、B 型题 (标准配伍题)

答题说明

以下提供若干组考题,每组考题共用在考题前列出的 A、B、C、D、E 五个备选答案。请从中选择一个与问题关系最密切的答案。某个备选答案可能被选择一次、多次或不被选择。

(61~62 题共用备选答案)

A. 痢疾

B. 恶心呕吐

C. 心血不足

D. 恶寒发热

E. 脉象沉迟

61. 以上属于证候范畴的是

62. 以上属于体征范畴的是

(63~64 题共用备选答案)

A. 上午

B. 下午

C. 中午

D. 前半夜

E. 后半夜

63. 属于阳中之阳的时间是

64. 属于阴中之阴的时间是

(65~66 题共用备选答案)

A. 相生

B. 相克

C. 相乘

D. 相侮

E. 母子相及

65. 依据五行规律"土不足时,则木旺伤土"指的是

66. 依据五行规律"土有余时,则土壅木郁"指的是

(67~68 题共用备选答案)

A. 面

B. 毛

C. 唇

D. 爪

E. 发

67. "肺之华"指的是

68. "肾之华"指的是

(69~70 题共用备选答案)

A. 喜

B. 怒

C. 思

D. 悲

E. 恐

69. 与脾相关联的情志是

70. 与肾相关联的情志是

(71~72 题共用备选答案)

A. 气能生血

B. 津血同源

C. 气能行血

D. 气能行津

E. 津能载气

71. 某些水肿患者,采用宣降肺气的方法治疗,其理论根据是

72. "亡血家不可发汗",其理论根据是

(73~74题共用备选答案)

A. 风

B. 寒

C. 暑

D. 火

E. 燥

73. 易耗气伤津,又多夹湿的邪气是

74. 易伤津耗气,又易生风动血的邪气是

(75~76题共用备选答案)

A. 少气懒言,倦怠乏力,头目眩晕

B. 二便失禁,骨瘦痿厥,遗精

C. 头痛眩晕,昏厥,呕血

D. 少气懒言,大便溏泄,腹部坠胀感,脱肛

E. 纳呆,脘腹胀满,大便涩滞不畅

75. 气脱证的症状是

76. 气逆证的症状是

(77~78题共用备选答案)

A. 阴邪为病,阳气受损

B. 阴液不足,阳气相对亢盛

C. 阳热亢盛,阴液受损

D. 阳气不足,阴寒内盛

E. 阳盛于内,拒阴于外

77. "阳盛则阴病"的含义是

78. "阴盛则阳病"的含义是

(79~80题共用备选答案)

A. 细脉

B. 濡脉

C. 沉脉

D. 结脉

E. 迟脉

79. 应指细小如线,但起落明显的是

80. 浮而细软的是

(81~82题共用备选答案)

A. 血腥味

B. 腐臭气

C. 尿臊气

D. 尸臭气

E. 烂苹果气

81. 肾衰病人的病室气味是

82. 消渴病病人的病室气味是

(83~84题共用备选答案)

A. 寒证

B. 热证

C. 实证

D. 虚证

E. 表证

83. 感受热邪,或脏腑阳气亢盛,或阴虚阳亢,导致机体机能活动亢进所表现的证候是

84. 感受寒邪,或阳虚阴盛,导致机体机能活动衰退所表现的具有冷、凉特点的证候是

(85~86题共用备选答案)

A. 肝阳上亢证

B. 热极生风证

C. 阳虚动风证

D. 肝阳化风证

E. 血虚生风证

85. 表现为眩晕欲仆,头胀痛,头摇,肢麻震颤,步履不稳者,属

86. 表现为眩晕,肢麻,震颤,拘急,面白舌淡者,属

(87~88题共用备选答案)

A. 肾阴虚证

B. 肝阳上亢证

C. 脾阳虚证

D. 胃火炽盛证

E. 脾不统血证

87. 齿龈红肿出血,口臭,渴喜冷饮,舌红苔黄,脉数,宜诊断为

88. 皮下紫斑,头晕心悸,神疲乏力,纳少,舌淡苔白,脉细,宜诊断为

(89~90题共用备选答案)

A. 延胡索甲素

B. 延胡索乙素

C. 延胡索丑素

D. 水苏碱

E. 益母草碱

89. 具有较强镇痛作用的成分是

90. 具有明显兴奋子宫作用的成分是

(91~92题共用备选答案)

A. 黄连和栀子

B. 黄芩和栀子

C. 苦参和黄连

D. 苦参和青蒿

E. 黄芩和青蒿

91. 具有抗心肌缺血作用的药物是

92. 具有保肝利胆作用的药物是

(93~96题共用备选答案)

A. 药学或相关专业的学历,或者具有药学专业技术职称

B. 药学专业技术职称

C. 相应的药学专业技术职称

D. 药师以上专业技术职称

E. 主管药师以上专业技术职称根据现行GSP的规定

93. 药品批发企业负责人中主管质量管理工作的人员应具有

94. 药品批发企业从事质量管理工作的人员应具有

95. 药品零售企业的质量管理人员应具有

96. 药品零售中处方审核人员应是执业药师或有

(97~98题共用备选答案)

A. 5 年

B. 10 年

C. 15 年

D. 20 年

E. 30 年

97. 发明专利的保护期限为

98. 实用新型专利的保护期限为

(99~100题共用备选答案)

A. 闹羊花

B. 蟾酥

C. 雄黄

D. 朱砂

E. 红粉

99. 不属于医疗用毒性药品的是

100. 既属于毒性药,又属于贵重药物的是

一、A 型题（单句型最佳选择题）

1. 筛选时的分离原理是根据药物与杂质有所不同,此不同点是指
   A. 密度
   B. 浮力
   C. 体积
   D. 磁性
   E. 温度

2. 不属于黄芩蒸或沸水煮的作用是
   A. 使酶灭活
   B. 软化药物
   C. 保存药效
   D. 便于切片
   E. 增强清热止血的作用

3. 下列各组药物中,净制时须去毛的是
   A. 龙胆、石斛
   B. 斑蝥、虻虫
   C. 大黄、黄连
   D. 石韦、枇杷叶
   E. 蛤蚧、蜈蚣

4. 不属于土炒制作用的是
   A. 增强温中和胃功效
   B. 降低药物刺激性
   C. 防止药物腐烂
   D. 增强药物止呕作用
   E. 增强药物止泻作用

5. 炒后利于保存有效成分的是
   A. 莱菔子
   B. 牵牛子
   C. 槐花
   D. 决明子

E. 苍耳子

6. 宜采用姜炙法炮制的药物是
   A. 蛤蚧
   B. 厚朴
   C. 三七
   D. 川芎
   E. 白前

7. 滑石粉炒制时,每 100kg 药物用滑石粉
   A. 5 ~ 10kg
   B. 10 ~ 15kg
   C. 10 ~ 20kg
   D. 30 ~ 40kg
   E. 40 ~ 50kg

8. 不用煨制法炮制的药物是
   A. 木香
   B. 葛根
   C. 肉豆蔻
   D. 白术
   E. 诃子

9. 宜用明煅法炮制的药物是
   A. 石决明
   B. 自然铜
   C. 磁石
   D. 雄黄
   E. 棕榈

10. 滑石粉炒后既可降低毒性又能矫正不良气味的药物是
    A. 象皮
    B. 黄狗肾

C.鸡内金

D.水蛭

E.狗脊

11.炒后产生止血作用的是

A.荆芥

B.大蓟

C.地榆

D.白茅根

E.槟榔

12.宜用土炒法炮制的是

A.山药

B.苍术

C.枳壳

D.枳实

E.党参

13.小建中汤的君药是

A.白芍

B.饴糖

C.桂枝

D.生姜

E.大枣

14.不属于五味子炮制品的是

A.生五味子

B.醋五味子

C.酒五味子

D.蜜五味子

E.麸炒五味子

15.延胡索止痛作用最强的成分是

A.延胡索甲素

B.延胡索乙素

C.延胡索丙素

D.延胡索丑素

E.总生物碱

16.制备萸黄连时,每100kg药物,用吴茱萸

A.5kg

B.10kg

C.20kg

D.25kg

E.30kg

17.关于斑蝥说法错误的是

A.生斑蝥大毒

B.生斑蝥须除去头、足、翅

C.生斑蝥内服具有破血逐瘀、散结消癥功效

D.米炒斑蝥毒性降低

E.米炒斑蝥可矫正不良气味

18.清宁片制备方法中不采用的步骤是

A.煮制

B.炒制

C.粉碎

D.蒸制

E.切制

19.下列各项,不宜煨制的药物是

A.葛根

B.木香

C.肉豆蔻

D.诃子

E.枳壳

20.炉甘石的传统粉碎工艺是

A.碾碎

B.擂碎

C.煅烧

D.水飞

E.煅淬水飞

21.含挥发油类有效成分的药物不宜采用的炮制方法是

A.晾干

B. 高温加热

C. 抢水洗

D. 净制

E. 切制

22. 须挖去毛的药物是

A. 枇杷叶

B. 石韦

C. 金樱子

D. 骨碎补

E. 鹿茸

23. 为了制剂、配方的需要,赭石宜采用的加工方法是

A. 碾捣

B. 揉搓

C. 制绒

D. 拌衣

E. 切制

24. 下列哪类药物宜用洗法处理

A. 质地坚硬,水分难渗入的药材

B. 质地松软,水分易渗入的药材

C. 毒性药材

D. 质地坚硬,短时间水分不易渗入的药材

E. 质地疏松的叶类药材

25. 淡附片的炮制辅料是

A. 甘草 + 黑豆

B. 豆腐

C. 甘草 + 金银花

D. 金银花

E. 甘草

26. 各组药物应用同一制法的是

A. 斑蝥、僵蚕为米炒

B. 枳壳、苍术为麸炒

C. 山药、党参为土炒

D. 阿胶、鹿角为蛤粉炒

E. 水蛭、骨碎补为砂炒

27. 药物发酵的相对湿度应控制在

A. 80% ~ 90%

B. 30% ~ 40%

C. 40% ~ 50%

D. 50% ~ 60%

E. 70% ~ 80%

28. 若醋的用量较少,不能与药物拌匀时,可以

A. 适当增加用醋量

B. 加适量水稀释

C. 加适量开水稀释

D. 减少药量

E. 先炒药后喷淋

29. 不用酒炙法炮制的药材是

A. 当归

B. 乌梢蛇

C. 川芎

D. 知母

E. 丹参

30. 治疗风热、肝热之目赤肿痛的首选药组是

A. 菊花、麻黄

B. 薄荷、柴胡

C. 桑叶、菊花

D. 蝉蜕、牛蒡子

E. 蝉蜕、柴胡

31. 止血、止泻宜选用

A. 山楂

B. 炒山楂

C. 焦山楂

D. 山楂炭

E. 麸炒山楂

32. 石膏煅制的炮制作用是

A. 改变药性,产生收敛生肌作用

B.缓和药性,增强止血作用
C.增强收敛止泻作用
D.增强清热泻火作用
E.增强除烦止渴作用

晒干
E.除去泥沙后烘干

33.生用辛热,炒炭后长于止血温经的药物是
A.地黄
B.当归
C.白术
D.干姜
E.地榆

38.大黄药材(根茎)横切面可见黏液腔,其存在部位是
A.皮层
B.韧皮部
C.木栓层
D.木质部
E.髓部

34.植物类药材的一般采收期是
A.全年均可
B.植物充分生长,茎叶茂盛时
C.采收情况不一
D.因药材的种类不同而异
E.果实自然成熟或将近成熟时

39.下列依据药用部位命名的羌活商品药材中不包括
A.竹节羌
B.蚕羌
C.大头羌
D.条羌
E.川羌

35.下列不是药材"发汗"加工法目的的是
A.促使变色
B.利于干燥
C.增加气味
D.便于切制
E.减少刺激性

40.新疆紫草药材的性状特征不包括
A.呈不规则的长圆柱形,多扭曲
B.表面紫红色或紫褐色
C.皮部疏松,呈条形片状,易剥落
D.质松软
E.断面呈同心环层,中心木质部较大

36.北苍术与茅苍术药材组织横切面的主要鉴别特征是
A.皮层无油室
B.北苍术木栓层无石细胞带
C.韧皮部宽大
D.皮层有纤维束,木质部纤维束大
E.纤维束与导管相间排列

41.下列选项中,不属于三七药材性状特征的是
A.表面红棕色
B.略呈类圆锥形或圆柱形
C.顶端有茎痕,周围有瘤状突起
D.气微,味苦而回甜
E.质坚实,击碎后皮部与木部分离

37.药材白芍的产地加工方法是
A.去皮后晒干
B.除去泥沙后晒干
C.略烫后晒干
D.置沸水中煮后除去外皮或去皮后再煮,

42.细辛药材的原植物属于
A.马兜铃科
B.蓼科
C.毛茛科
D.苋科

E. 唇形科

43. 丹参药材表面的颜色是
A. 红色、橙黄色
B. 棕红色或黯棕红色
C. 黄褐色、灰棕色
D. 黄棕色
E. 浅黄色

44. 鸡血藤髓部的特点是
A. 髓部不明显
B. 中央髓部较圆而小
C. 髓小,偏向一侧
D. 髓部呈扁条状
E. 中央髓部较大

45. 桑白皮药材是
A. 桑科植物桑的干燥根皮
B. 桑科植物桑的带叶枝梢
C. 桑寄生科植物桑的干燥根皮
D. 桑科植物桑寄生的茎皮
E. 槲寄生科植物桑的干燥根皮

46. 外表面淡灰棕色,有的可见斜方形皮孔,内表面紫褐色,折断时可见细密银白色富弹性胶丝的药材是
A. 地骨皮
B. 秦皮
C. 杜仲
D. 五加皮
E. 苦楝皮

47. 粉末镜检可见分枝状石细胞、草酸钙方晶、晶纤维的药材是
A. 桑白皮
B. 厚朴
C. 黄柏
D. 牡丹皮
E. 甘草

48. 番泻叶药材的药用部位是
A. 枝条
B. 枝梢及叶
C. 地上部分
D. 复叶
E. 小叶

49. 镜检可见不规则的菌丝团,菌丝细长,有分枝,无色或带棕色,含有八面形结晶体的药材是
A. 马勃
B. 灵芝
C. 松萝
D. 茯苓
E. 猪苓

50. 没药粉末遇硝酸呈
A. 粉红色
B. 紫色
C. 红棕色
D. 黑色
E. 污绿色

51. 羚羊角的鉴别特征不包括下列哪一项
A. 长圆锥形,类白色或黄白色
B. 嫩枝有血丝,光润如玉,老枝有细纵裂纹
C. 从尖部开始,有隆起的环脊,具"合把"特点
D. 气尤,味淡
E. 角内下半段有骨塞;上半段有细孔道,称"通天眼"

52. "乌金衣"这一术语的含义是
A. 牛黄表面有一层颜色乌黑的胆汁,习称"乌金衣"
B. 麝香中的"当门子"表面颜色乌黑,习称"乌金衣"
C. 麝香中的"当门子"表面有一层乌黑的薄膜,习称"乌金衣"

D. 牛黄表面有一层黑色光亮的薄膜,习称
"乌金衣"

E. 熊胆表面有一层黑色光亮的薄膜,习称
"乌金衣"

53. 牛黄中蛋黄的特征不包括下列哪一项
A. 长在胆囊中的结石,呈卵形、类球形
B. 表面黄红色,有的有"乌金衣"
C. 体轻,质地酥脆,断面金黄色,有整齐的
同心层纹
D. 气清香,味苦而后甜,有清凉感
E. 质硬,敲碎后可见同心层纹

54. 属于化石的药材是
A. 龙骨
B. 赤石脂
C. 玛瑙
D. 琥珀
E. 煤珀

55. 红花组织中分布有何种分泌组织
A. 分泌腔
B. 管道状分泌细胞
C. 乳汁管
D. 树脂道
E. 油室

56. 粉末中含有细胞壁三面加厚一面菲薄的石
细胞、油细胞、黏液细胞、纤维及草酸钙针
晶的药材是
A. 杜仲
B. 厚朴
C. 肉桂

D. 秦皮
E. 黄柏

57. 以皮厚、肉细、油性足、内表面色紫棕有发
亮结晶状物、香气浓者为佳的药材是
A. 牡丹皮
B. 肉桂
C. 香加皮
D. 秦皮
E. 厚朴

58. 主产于埃及、印度等地的药材是
A. 蓼大青叶
B. 大青叶
C. 侧柏叶
D. 庐山石韦
E. 番泻叶

59. 下列哪个药材粉末水浸液在紫外灯下有蓝
色荧光
A. 蓼大青叶
B. 大青叶
C. 番泻叶
D. 紫苏叶
E. 侧柏叶

60. 天麻药材粉末水浸液加碘液显的颜色是
A. 绿蓝色
B. 绿色至黄绿色
C. 紫红色至酒红色
D. 棕黄色
E. 蓝黑色

二、B 型题（配伍选择题）

答题说明

以下提供若干组考题,每组考题共用在考题前列出的 A、B、C、D、E 五个备选答案。请从中选择一个与问题关系最密切的答案。某个备选答案可能被选择一次、多次或不被选择。

（61~62 题共用备选答案）

A. 长于活血化瘀

B. 善于消食化积

C. 长于消食止泻

D. 具有止血、止泻的功效

E. 善于凉血止血

61. 山楂炭

62. 炒山楂

（63~64 题共用备选答案）

A. 中火

B. 文火

C. 武火

D. 先文火后武火

E. 先武火后文火

63. 药物砂炒多用

64. 药物土炒多用

（65~66 题共用备选答案）

A. 醋大黄

B. 酒大黄

C. 熟大黄

D. 大黄炭

E. 清宁片

65. 以消积化瘀为主的饮片是

66. 长于凉血止血化瘀的饮片是

（67~68 题共用备选答案）

A. 炒黄

B. 麸炒

C. 炒炭

D. 煅炭

E. 明煅

67. 牛蒡子应

68. 明矾应

（69~70 题共用备选答案）

A. 黄连

B. 酒黄连

C. 姜黄连

D. 萸黄连

E. 黄连炭

69. 善治胃热呕吐的是

70. 善清气分湿热、散肝胆郁火的是

（71~72 题共用备选答案）

A. 酒炖熟地黄

B. 生地黄

C. 清蒸熟地黄

D. 生地炭

E. 熟地炭

71. 用于热病舌绛烦渴、阴虚内热的是

72. 用于肝肾阴虚、腰膝酸软,且补而不腻的是

（73~74 题共用备选答案）

A. 呈不规则块状或脂膏状,块状者质地似蜡,脂膏者黏稠。有蒜样特异臭气,味辛辣

B. 呈不规则小块,常黏结成团,表面橙黄色,有蜡样光泽。气芳香,味微辛,嚼之有沙粒感

C. 呈不规则颗粒状或结成团块,表面红棕色或黄棕色,气香而特异,味苦而微辛

D. 呈半流动的浓稠液体,棕黄色。极黏稠,挑起时呈胶状,连绵不断。气芳香,味苦辣,嚼之粘牙

E. 呈不规则颗粒状或结成团块,表面红

棕色或黄棕色,气香而特异,味甜而微辛

C.气清香,味甜,微苦

D.气清香,味酸、微苦

E.气芳香,味辛辣,有麻舌感

73. 阿魏药材的性状特征是

74. 安息香药材的性状特征是

81. 菊花药材的气味是

82. 西红花药材的气味是

(75~76 题共用备选答案)

A. 叶肉组织中有间隙腺毛,薄壁细胞含草酸钙针晶

B. 表皮密布丁字毛及腺毛,气孔不定式

C. 含钟乳体,气孔直轴式

D. 含类圆形硅质块、草酸钙针晶及树脂道

E. 气孔不等式或不定式,叶肉中有分泌道

(83~84 题共用备选答案)

A. 贝壳呈长片状,背腹缘几平行,右壳较平,左壳凹陷很深

B. 贝壳四方形,背缘平直,腹缘圆,单壳

C. 贝壳呈类三角形,背腹缘呈八字形,右壳外淡黄色

D. 贝壳呈圆形、卵形或三角形,右壳较小,表面环生同心鳞片

E. 贝壳呈类三角形,背腹缘呈八字形,右壳外淡黄色,内面红黄色

75. 广藿香的显微特征是

76. 穿心莲的显微特征是

83. 动物近江牡蛎的性状特征是

84. 动物大连湾牡蛎的性状特征是

(77~78 题共用备选答案)

A. 十字花科植物播娘蒿的种子

B. 蔷薇科植物贴梗海棠的果实

C. 十字花科植物独行菜的种子

D. 豆科植物扁茎黄芪的种子

E. 芸香科植物酸橙的未成熟果实

(85~86 题共用备选答案)

A. 滑石

B. 信石

C. 雄黄

D. 石膏

E. 磁石

77. 木瓜药材是

78. 沙苑子药材是

85. 表面灰黑色,有土腥气,无味的药材是

86. 表面具黄色和红色彩晕的药材是

(79~80 题共用备选答案)

A. 入水垂直向下,味辛辣,来源于桃金娘科

B. 鲜黄色,体重,入水下沉

C. 水被染成黄色,呈喇叭状

D. 鲜黄色,体轻,入水飘浮水面

E. 入水垂直向下,味辛辣,来源于瑞香科

(87~88 题共用备选答案)

A. 星点

B. 云锦花纹

C. 黄白色小点排列成数轮同心环

D. 罗盘纹

E. 朱砂点

79. 丁香的特征是

80. 蒲黄的特征是

87. 商陆断面有

88. 苍术断面有

(81~82 题共用备选答案)

A. 气微,味微苦、涩

B. 气特异,微有刺激性,味微苦

(89~90 题共用备选答案)

A. 大型草酸钙簇晶

B. 草酸钙沙晶

C. 草酸钙杆状结晶

D. 细小草酸钙针晶

E. 草酸钙方晶

89. 龙胆薄壁细胞中含有

90. 牛膝薄壁细胞中含有

(91~92 题共用备选答案)

A. 含水硫酸钠

B. 硫化汞

C. 含水硫化钙

D. 硫化砷

E. 三氧化二砷

91. 雄黄的主要成分是

92. 芒硝的主要成分是

(93~94 题共用备选答案)

A. 为白色有光泽的鳞片或雪花状结晶,
遇光色变暗,含氯化亚汞

B. 为白色雪花状结晶,气香,含氯化亚汞

C. 不规则的块状,表面灰白色,夹有红、
黄、蓝、黑等颜色的纹理,吸湿性强

D. 不规则的块状,表面灰白色,夹有红、
黄、蓝、黑等颜色的纹理,无吸湿性

E. 不规则的块状,表面灰白色,多光滑,
无臭无味,舔之粘舌

93. 五花龙骨的鉴别特征是

94. 轻粉的鉴别特征是

(95~96 题共用备选答案)

A. 大挺

B. 二杠

C. 单门

D. 莲花

E. 三岔

95. 花鹿茸中具 2 个侧枝者习称

96. 马鹿茸中具 2 个侧枝者习称

(97~98 题共用备选答案)

A. 决明子

B. 薏苡仁

C. 金樱子

D. 苦杏仁

E. 菟丝子

97. 来源于旋花科植物的种子,此药材是

98. 来源于豆科植物的种子,此药材是

(99~100 题共用备选答案)

A. 外果皮散有油细胞,种皮外层为一列
径向延长的石细胞

B. 外果皮散有油细胞,中果皮含大量油
室

C. 外果皮散有油细胞,栅状石细胞内含
硅质块

D. 外果皮为石细胞层,中果皮含大量簇
晶

E. 镶嵌状细胞为内果皮细胞,胚乳细胞
多角形,含糊粉粒,每个糊粉粒中含细
小簇晶

99. 小茴香药材的显微特征是

100. 五味子药材的显微特征是

一、A 型题（单句型最佳选择题）

答题说明

以下每一道考题下面有 A、B、C、D、E 五个备选答案。请从中选择一个最佳答案。

1. 中药糖浆剂的含蔗糖量不低于(g/mL)
   A. 25
   B. 35
   C. 45
   D. 55
   E. 60

2. 表面活性剂的结构特点是
   A. 含烃基活性基团
   B. 高分子物质
   C. 由亲水基团和亲油基团组成
   D. 结构中含有氨基和羧基
   E. 含不解离的醇羟基

3. 配制 1000mL 某注射液(该注射液的冰点下降 0.05℃),为调成等渗,需加的氯化钠是
   A. 10.0g
   B. 8.1g
   C. 9.0g
   D. 8.2g
   E. 8.5g

4. 热熔法制备栓剂的工艺流程是
   A. 熔融基质→加入药物(混匀)→注模→冷却→刮削取出→包装
   B. 熔融基质→注模→加入药物(混匀)→冷却→刮削取出→包装
   C. 基质＋药物→混匀→注模→冷却→刮削取出→包装
   D. 熔融基质→加入药物(混匀)→搓成型→包装
   E. 熔融基质→加入药物→制成团块→模压成型→包装

5. 下列不需要检查水分的为
   A. 蜡丸
   B. 水丸
   C. 蜜丸
   D. 浓缩蜜丸
   E. 糊丸

6. 整粒时,为除去细粉应选用的药筛规格是
   A. 40 目
   B. 50 目
   C. 60 目
   D. 65 目
   E. 80 目

7. 片剂在包糖衣过程中,粉衣层常用的物料是
   A. 淀粉
   B. 硫酸钙
   C. 滑石粉
   D. 虫白蜡
   E. 阿拉伯胶浆

8. 目的在于使片剂的衣层增厚,消除药片原有棱角的工序为
   A. 包隔离层
   B. 包粉衣层
   C. 包糖衣层
   D. 包有色糖衣层
   E. 打光

9. 滴丸采用的是哪种新型制剂技术
   A. 包合技术
   B. 微型包囊技术
   C. 固体分散技术
   D. 凝聚技术

E.溶剂熔融技术

10.橡胶膏剂的制备方法为
   A.溶剂法
   B.研合法
   C.熔合法
   D.乳化法
   E.热熔法

11.药物与适宜基质混合均匀制成的半固体外用制剂是
   A.凝胶膏剂
   B.橡胶膏剂
   C.煎膏剂
   D.浸膏剂
   E.软膏剂

12.下列不属于油脂性软膏基质的是
   A.硅酮
   B.凡士林
   C.聚乙二醇
   D.蜂蜡
   E.羊毛脂

13.下列不适宜用于阴道栓基质的是
   A.甘油明胶
   B.可可豆脂
   C.聚乙二醇
   D.聚氧乙烯(40)硬脂酸酯
   E.吐温60

14.栓剂中的不溶性药物一般应粉碎成细粉过
   A.二号筛
   B.三号筛
   C.四号筛
   D.五号筛
   E.六号筛

15.水溶性基质栓剂的制备多采用

   A.搓捏法
   B.冷压法
   C.热熔法
   D.融合法
   E.溶剂法

16.在软膏、滴丸、栓剂中都经常作为基质的是
   A.聚乙二醇
   B.液体石蜡
   C.凡士林
   D.可可豆脂
   E.羊毛脂

17.可可豆脂具有
   A.乳化能力
   B.同质多晶性
   C.吸附性能
   D.高溶解性能
   E.强的可塑性

18.制备胶囊壳的工艺流程正确的是
   A.溶胶→蘸胶→干燥→拔壳→截割→整理
   B.蘸胶→溶胶→干燥→拔壳→截割→整理
   C.溶胶→干燥→蘸胶→拔壳→截割→整理
   D.溶胶→蘸胶→拔壳→干燥→整理→截割
   E.溶胶→蘸胶→干燥→截割→拔壳→整理→染色

19.1号胶囊的容积是
   A.1.42mL
   B.0.95mL
   C.0.67mL
   D.0.48mL
   E.0.37mL

20.制备空胶囊壳时一般要加琼脂,琼脂的作用为
   A.增塑
   B.芳香矫味

C. 着色

D. 增加胶液的胶冻力

E. 防腐

21. 下列适宜制成胶囊剂的是

A. 药物的水溶液

B. 易风化药物

C. 易溶性药物

D. 油类药物

E. 易吸湿性药物

22. 塑制法制备蜜丸中,对于丸条的要求不包括

A. 粗细均匀一致

B. 表面光滑

C. 内部充实

D. 内部无空隙

E. 长短一致

23. 固体药物在滴丸基质中的分散状态不包括

A. 形成固态溶液

B. 形成固体溶液

C. 形成微细结晶

D. 形成亚稳定型结晶

E. 形成无定型状态

24. 沸腾制粒是

A. 流化喷雾制粒

B. 湿法混合制粒

C. 挤出制粒

D. 喷雾干燥制粒

E. 模压法制粒

25. 含有机酸的药物与哪类物质合用会失去治疗作用

A. 维生素

B. 四环素

C. 含溴化物的制剂

D. 铝、镁、钙药物

E. 碱性药物

26. 不属于收方时处方形式审查项目的是

A. 患者基本信息

B. 医师签名

C. 处方内容

D. 药材饮片的处方应付

E. 处方日期

27. 麻醉药品处方应保留

A. 半年

B. 1 年

C. 2 年

D. 3 年

E. 4 年

28. 不是川贝母的处方用名的是

A. 黄炉贝

B. 川贝

C. 青贝

D. 大贝

E. 松贝

29. 处方中写"二乌"是指

A. 生何首乌、制何首乌

B. 生川乌、生草乌

C. 制川乌、制草乌

D. 何首乌、乌药

E. 乌药、制草乌

30. 王不留行的常用量按照 2015 版《中华人民共和国药典》是

A. 1~2g

B. 3~5g

C. 1~5g

D. 5~10g

E. 6~9g

31. 不属于并开药名的是

A. 二母

B. 龙牡

C. 茯神木

D. 潼白蒺藜

E. 猪茯苓

32. 处方中直接写饮片正名即付炒炭品的是

A. 麦芽

B. 山楂

C. 艾叶

D. 水蛭

E. 白茅根

33. 不属于大黄处方用名的是

A. 生大黄

B. 熟大黄

C. 川军

D. 清宁片

E. 酒大黄

34. 以下配伍中属于相须的是

A. 党参配黄芪

B. 黄芪配茯苓

C. 麻黄配杏仁

D. 生半夏配生姜

E. 赤芍配白芍

35. 以下不属于中西药配伍禁忌的是

A. B 族维生素与地榆

B. 氢氧化铝与槐米

C. 甲苯磺丁脲与甘草

D. 四环素与自然铜

E. 碳酸氢钠与麻黄

36. 妊娠慎用的药是

A. 牵牛子

B. 莪术

C. 麝香

D. 肉桂

E. 川牛膝

37. 牛黄解毒片与哪类物质合用，会降低药物疗效

A. 庆大霉素

B. 青霉素

C. 四环素

D. 维生素

E. 红霉素

38. 合理用药的指导原则不包括

A. 指导患者合理使用药物

B. 针对患者具体情况合理选药与确定剂量

C. 针对病情选择合理给药途径

D. 针对病情制订合理给药方案

E. 自主更改医师不合理医嘱

39. 上市 5 年以内的药品，进行不良反应监测的内容是

A. 所有可疑的不良反应

B. 新的不良反应

C. 严重的不良反应

D. 罕见的不良反应

E. 只针对毒性作用和过敏反应

40. 哪类药中毒后，应先让患者保持安静，避免声音、光线刺激

A. 乌头类药物

B. 洋地黄类药物

C. 蟾酥及含蟾酥的中成药

D. 雷公藤及多苷片

E. 马钱子及含马钱子的中药

41. 忌服天仙子的患者是

A. 高血压患者

B. 糖尿病患者

C. 中风患者

D. 肺炎患者

E. 青光眼患者

42. 不属于古代特殊计量单位的是
   A. 铢
   B. 钱匕
   C. 分
   D. 刀圭
   E. 一字

43. 一般药物临床处方的用量为
   A. 干品 12~15g,鲜品 15~60g
   B. 干品 3~9g,鲜品 12~15g
   C. 干品 9~45g,鲜品 15~60g
   D. 干品 3~9g,鲜品 9~45g
   E. 干品 3~9g,鲜品 15~60g

44. 附子一般先煎的时间是
   A. 半小时至 1 小时
   B. 1~2 小时
   C. 2~3 小时
   D. 半小时以内
   E. 3 小时以上

45. 根据不同时期或条件分,《黄帝内经》中所记载的方剂属于
   A. 经方
   B. 时方
   C. 法定处方
   D. 秘方
   E. 验方

46. 儿科处方的印刷用纸为
   A. 大红色
   B. 淡红色
   C. 淡黄色
   D. 淡绿色
   E. 白色

47. 处方中写"冬青子"是指
   A. 冬葵子
   B. 女贞子
   C. 川楝子
   D. 西青果
   E. 青果

48. 处方写"孩儿参"应付
   A. 太子参
   B. 红参
   C. 生晒参
   D. 糖参
   E. 西洋参

49. 处方中直接写饮片正名即付蜜炙品的是
   A. 肉豆蔻
   B. 百部
   C. 麦芽
   D. 乳香
   E. 麻黄

50. 相须、相使配伍产生的作用是
   A. 协同作用,增强疗效
   B. 拮抗作用,降低疗效
   C. 减轻或消除毒副作用
   D. 产生毒副作用
   E. 相互制约

51. 大黄配芒硝,属于药物七情中的
   A. 相须
   B. 相畏
   C. 相杀
   D. 相使
   E. 相恶

52. 若养护不当,中药煎膏剂易
   A. 软化变形
   B. 发酵变酸
   C. 发霉生虫
   D. 吸潮结块
   E. 分解变色

53. 药物配伍属"十九畏"的是
    A. 乌头与半夏
    B. 硫黄与芒硝
    C. 甘草与芫花
    D. 贝母与白蔹
    E. 藜芦与人参

54. 属贵细药品,不能存放在一般药斗内的中药是
    A. 血竭面
    B. 牛黄
    C. 罂粟壳
    D. 阿魏
    E. 龟甲

55. 与川乌有配伍禁忌的是
    A. 瓜蒌
    B. 海藻
    C. 甘遂
    D. 人参
    E. 芫花

56. 药材需要去毛的是
    A. 小蓟
    B. 大腹皮
    C. 大蓟
    D. 枇杷叶
    E. 秦艽

57. 下列不属于妊娠慎用药的是
    A. 红花
    B. 附子
    C. 穿山甲
    D. 巴豆
    E. 桃仁

58. 含朱砂成分的中药制剂与哪类物质合用会导致医源性肠炎
    A. 含溴化物的制剂
    B. 四环素
    C. 酶制剂
    D. 降糖灵
    E. 含铝、镁、钙的药物

59. 两种药物的合用能互相抑制、降低或丧失药效,属中药配伍中的
    A. 相须
    B. 相使
    C. 相畏
    D. 相恶
    E. 相反

60. 中药汤剂煎煮完成后,应
    A. 放冷后滤出
    B. 放温后滤出
    C. 趁热滤出
    D. 浓缩后滤出
    E. 放置 4 小时后滤出

二、B 型题 (配伍选择题)

答题说明

以下提供若干组考题,每组考题共用在考题前列出的 A、B、C、D、E 五个备选答案。请从中选择一个与问题关系最密切的答案。某个备选答案可能被选择一次、多次或不被选择。

(61~62 题共用备选答案)
    A. 最粗粉
    B. 粗粉
    C. 细粉
    D. 最细粉
    E. 极细粉

61. 全部通过一号筛,但不超过 20% 的粉末能通过三号筛的是

62. 全部通过八号筛,且不少于95%的粉末能通过九号筛的是

(63~64题共用备选答案)
   A. 煎膏剂
   B. 酒剂
   C. 茶剂
   D. 合剂
   E. 糖浆剂

63. 需检查甲醇量的剂型是
64. 需做乙醇量测定的剂型是

(65~66题共用备选答案)
   A. 溶液剂
   B. 溶胶
   C. 混悬液
   D. 乳浊液
   E. 高分子溶液

65. 芳香水剂、醑剂属于
66. 微粒在1~100nm,热力学不稳定体系,有强烈的布朗运动的是

(67~68题共用备选答案)
   A. 氯化钠
   B. 磷酸盐缓冲液
   C. 硫柳汞
   D. 甲基纤维素
   E. 三氯叔丁醇

67. 调节眼用溶液pH、减小药物刺激性的附加剂是
68. 增加眼用溶液黏度、延长作用时间的附加剂是

(69~70题共用备选答案)
   A. 打光
   B. 糖衣层
   C. 粉衣层
   D. 隔离层
   E. 有色糖衣层

69. 35%阿拉伯胶浆在包糖衣时主要用于
70. 滑石粉在包糖衣时主要用于

(71~72题共用备选答案)
   A. 咀嚼片
   B. 包衣片
   C. 口含片
   D. 舌下片
   E. 阴道片

71. 干酵母片属于
72. 盐酸小檗碱片属于

(73~74题共用备选答案)
   A. 固态溶液
   B. 同质多晶物
   C. 低共熔混合物
   D. 化学异构体
   E. 共沉淀物

73. 药物以分子状态溶解在固体载体中形成的均相体系为
74. 固体药物与载体两者以适当比例形成的非结晶性无定型物为

(75~76题共用备选答案)
   A. 羧甲基淀粉钠
   B. 硬脂酸镁
   C. 碳酸氢钠
   D. 磷酸氢钙
   E. 糊精

75. 在片剂制备过程中,可作为润滑剂的是
76. 在片剂制备过程中,可作为崩解剂的是

(77~78题共用备选答案)
   A. 糖浆
   B. 有色糖浆
   C. 滑石粉
   D. 胶浆
   E. 川蜡

77. 用于粉衣层的黏结与糖衣层的是

78. 作为粉衣料,可增加片剂洁白度和对油类的吸收的是

(79~80题共用备选答案)

A. 红糖

B. 冰糖

C. 蔗糖

D. 饴糖

E. 乳糖

79. 胶剂制备时可以增加胶剂透明度和硬度的是

80. 水溶性颗粒剂用以矫味及黏合的是

(81~82题共用备选答案)

A. 分散剂

B. 助悬剂

C. 防腐剂

D. 助溶剂

E. 增溶剂

81. 混悬剂中加入的触变胶是

82. 混悬剂中加入的羧甲基纤维素钠是

(83~84题共用备选答案)

A. 水分

B. 粒度

C. 重量/装量差异

D. 外观性状

E. 崩解时限

83. 颗粒剂需要进行的特殊检查是

84. 片剂需要进行的特殊检查是

(85~86题共用备选答案)

A. 毛细管作用

B. 改善了药物的润湿性

C. 酶解作用

D. 膨胀作用

E. 产气作用

85. 碳酸氢钠与枸橼酸在片剂中作为崩解剂的主要崩解机理为

86. 表面活性剂在片剂中作为辅助崩解剂的主要崩解机理为

(87~88题共用备选答案)

A. 高层

B. 低层

C. 中上层

D. 中层

E. 最下层的大药斗

87. 质地较轻且用量较少的饮片应放在斗架的

88. 常用饮片应放在斗架的

(89~90题共用备选答案)

A. 皮松肉紧

B. 皮刺

C. 扫帚头

D. 田鸡头

E. 白颈

89. 黄芪药材横断面的皮部疏松,木质部较结实,称为

90. 皮类药材表面的一种硬而尖的突出物,称为

(91~92题共用备选答案)

A. 菠萝纹

B. 铁线纹

C. 齿轮纹

D. 五影纹

E. 云锦花纹

91. 海龙体表具突起的花纹图案,称为

92. 山参主根上端较粗的部分具细密、深的黑色横环纹,称为

(93~94题共用备选答案)

A. 白颈

B. 白眉

C. 玉带束腰

D. 扫帚头

E. 方胜纹

93. 山慈菇假球茎上的 1~2 圈明显的金黄色环纹,称为

94. 蕲蛇的鉴别特征是

(95~96 题共用备选答案)

A. 九分散

B. 磁朱丸

C. 六神丸

D. 四胜散

E. 参苏丸

95. 含铅的中成药处方药是

96. 含汞的中成药处方药是

(97~98 题共用备选答案)

A. 煮剂

B. 煎剂

C. 煮散

D. 饮剂

E. 露剂

97. 将药材粗颗粒与水共煮去渣取汁而制成的液体剂型是

98. 药物经过沸水浸泡去渣所得的液体剂型是

(99~100 题共用备选答案)

A. 1%

B. 2%

C. 3%

D. 13%

E. 15%

99. 药材炒黄的要求是药屑、杂质不得超过

100. 蜜炙药材后水分不得超过

参 考 答 案

基 础 知 识

1. D	2. A	3. E	4. D	5. B	6. C	7. C	8. E	9. A	10. B
11. C	12. E	13. B	14. E	15. C	16. E	17. E	18. B	19. C	20. C
21. A	22. D	23. C	24. E	25. E	26. E	27. C	28. D	29. E	30. D
31. D	32. E	33. C	34. A	35. B	36. D	37. D	38. D	39. A	40. D
41. D	42. C	43. D	44. E	45. C	46. D	47. A	48. B	49. C	50. A
51. E	52. B	53. A	54. A	55. C	56. D	57. D	58. C	59. C	60. B
61. A	62. C	63. C	64. B	65. E	66. C	67. B	68. B	69. A	70. B
71. E	72. B	73. A	74. E	75. D	76. E	77. C	78. D	79. C	80. D
81. D	82. B	83. A	84. B	85. D	86. A	87. E	88. D	89. D	90. B
91. A	92. D	93. A	94. C	95. E	96. A	97. A	98. B	99. E	100. A

相 关 专 业 知 识

1. E	2. E	3. E	4. D	5. B	6. D	7. D	8. C	9. A	10. D
11. C	12. B	13. B	14. D	15. D	16. C	17. C	18. A	19. B	20. D
21. D	22. C	23. C	24. E	25. E	26. D	27. B	28. E	29. D	30. E
31. A	32. C	33. C	34. C	35. E	36. E	37. E	38. D	39. A	40. C
41. D	42. E	43. A	44. B	45. D	46. C	47. A	48. B	49. A	50. D
51. C	52. B	53. A	54. B	55. C	56. A	57. E	58. D	59. A	60. E
61. C	62. E	63. A	64. D	65. C	66. D	67. B	68. E	69. C	70. E
71. D	72. B	73. C	74. D	75. B	76. C	77. C	78. A	79. A	80. B
81. C	82. E	83. B	84. A	85. D	86. E	87. D	88. E	89. B	90. E
91. C	92. B	93. C	94. A	95. A	96. D	97. D	98. B	99. D	100. B

专 业 知 识

1. C	2. E	3. D	4. C	5. C	6. B	7. E	8. D	9. A	10. D
11. A	12. A	13. B	14. E	15. B	16. B	17. C	18. B	19. E	20. E
21. B	22. C	23. A	24. B	25. A	26. B	27. E	28. B	29. D	30. C
31. D	32. A	33. D	34. D	35. D	36. D	37. D	38. B	39. E	40. E
41. A	42. A	43. B	44. C	45. A	46. C	47. C	48. E	49. E	50. B
51. C	52. D	53. E	54. A	55. B	56. C	57. E	58. E	59. B	60. C
61. D	62. B	63. C	64. A	65. A	66. D	67. A	68. E	69. C	70. D
71. B	72. A	73. A	74. B	75. A	76. C	77. B	78. D	79. A	80. D
81. C	82. B	83. D	84. E	85. E	86. B	87. D	88. E	89. D	90. B
91. D	92. A	93. C	94. A	95. E	96. D	97. E	98. A	99. E	100. A

专 业 实 践 能 力

1. C	2. C	3. B	4. A	5. A	6. E	7. C	8. B	9. C	10. A
11. E	12. C	13. B	14. E	15. C	16. A	17. B	18. A	19. D	20. D
21. D	22. E	23. A	24. A	25. E	26. D	27. D	28. D	29. C	30. D
31. C	32. C	33. D	34. A	35. E	36. D	37. C	38. E	39. A	40. E
41. E	42. C	43. E	44. B	45. A	46. D	47. B	48. A	49. B	50. A
51. D	52. B	53. B	54. B	55. A	56. D	57. D	58. A	59. D	60. C
61. A	62. E	63. B	64. B	65. A	66. D	67. B	68. D	69. D	70. C
71. A	72. B	73. A	74. E	75. B	76. A	77. A	78. C	79. B	80. C
81. B	82. B	83. B	84. E	85. E	86. B	87. A	88. C	89. A	90. B
91. A	92. B	93. C	94. E	95. D	96. B	97. C	98. D	99. A	100. E